中国医学临床百家·病例精解

首都医科大学附属北京佑安医院

艾滋病性病典型及疑难

病例精解

总主编 / 金荣华
主　编 / 张　彤　郭彩萍

科学技术文献出版社
SCIENTIFIC AND TECHNICAL DOCUMENTATION PRESS
·北京·

图书在版编目（CIP）数据

首都医科大学附属北京佑安医院艾滋病性病典型及疑难病例精解 / 张彤，郭彩萍主编. —北京：科学技术文献出版社，2022. 5
ISBN 978-7-5189-7642-3

Ⅰ. ①首…　Ⅱ. ①张… ②郭…　Ⅲ. ①艾滋病—病案—分析 ②性病—病案—分析　Ⅳ. ① R512. 91 ② R759

中国版本图书馆 CIP 数据核字（2020）第 265852 号

首都医科大学附属北京佑安医院艾滋病性病典型及疑难病例精解

策划编辑：蔡　霞　责任编辑：吴　微　　责任校对：张　微　责任出版：张志平

出　版　者　科学技术文献出版社
地　　　址　北京市复兴路15号　　邮编　100038
编　务　部　(010) 58882938，58882087（传真）
发　行　部　(010) 58882868，58882870（传真）
邮　购　部　(010) 58882873
官 方 网 址　www.stdp.com.cn
发　行　者　科学技术文献出版社发行　全国各地新华书店经销
印　刷　者　北京虎彩文化传播有限公司
版　　　次　2022 年 5 月第 1 版　2022 年 5 月第 1 次印刷
开　　　本　787 × 1092　1/16
字　　　数　127 千
印　　　张　13
书　　　号　ISBN 978-7-5189-7642-3
定　　　价　108.00元

编委会

首都医科大学附属北京佑安医院·病例精解

编委会名单

总主编 金荣华

副主编 向海平 胡中杰

编 委（按姓氏拼音排序）

鲍诗平 陈 煜 池 萍 丁惠国 高艳青
郭彩萍 霍宏蕾 李秀惠 栗光明 梁连春
林栋栋 柳雅立 闾 军 马列清 孟 君
单 晶 汪晓军 徐 斌 张 晶 张 彤
张 愚 张永宏

秘 书 霍宏蕾

首都医科大学附属北京佑安医院
艾滋病性病典型及疑难病例精解
编者名单

主　编　张　彤　郭彩萍

副主编　孙丽君　汪　雯　张玉林

编　委（按姓氏拼音排序）

冯丹丹　高　文　郭丹丹　姜太一　金爱华
李爱新　李群辉　刘　安　任　艳　任美欣
苏　璇　孙亚男　王　茜　王莉琳　仵永枫
张京姬

秘　书　姜太一　画　伟　张宏伟

主编简介

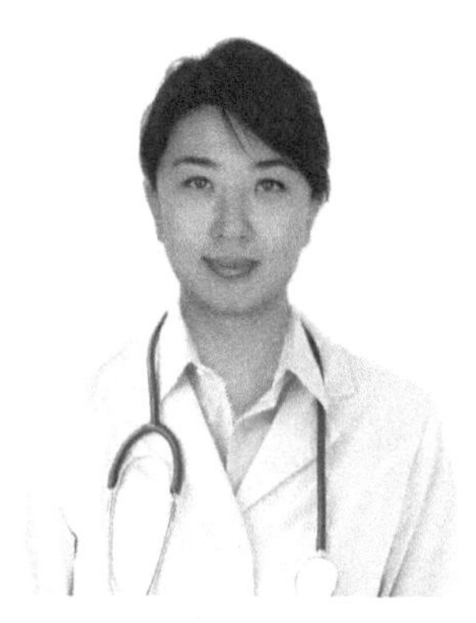

张 彤 主任医师，教授，博士研究生导师，首都医科大学附属北京佑安医院科技处处长、感染中心副主任、感染二科主任、艾滋病重点实验室主任。中国性病艾滋病防治协会学术委员会秘书长，国家卫生健康委员会艾滋病临床专家组专家，中华医学会艾滋病学组委员，北京医学会艾滋病学组副组长。主持国家级、省部级课题共 10 余项，发表论文 70 余篇，参编著作 10 余部。

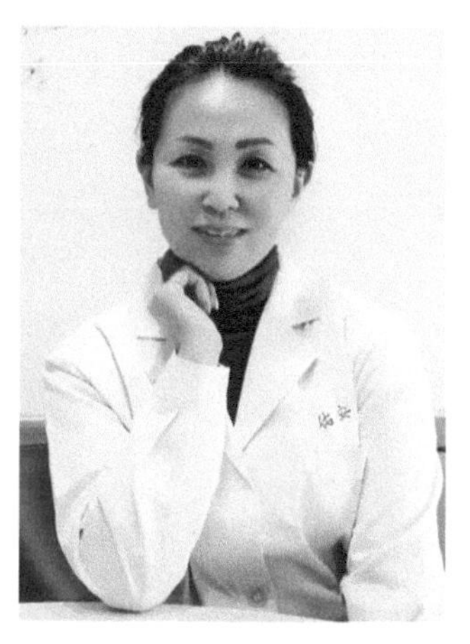

郭彩萍 主任医师，首都医科大学附属北京佑安医院感染中心副主任、感染一科主任。中国亚健康防治协会理事，中国性病艾滋病防治协会学术委员会临床治疗组副组长，中国医院协会传染病医院管理分会艾滋病综合管理专业学组委员，北京市艾滋病二线治疗组专家，北京医师协会感染分会理事。近三年承担国家重大专项及市级以上课题 3 项，发表论文 20 余篇，主编及参编著作 2 部。

序 言

首都医科大学附属北京佑安医院是一家以感染、传染及急慢性相关性疾病群体为主要服务对象和重点学科，集预防、医疗、保健、康复为一体的大型综合性医学中心，形成了病毒性肝炎与肝癌、获得性免疫缺陷综合征（艾滋病）与新发传染病、感染免疫与生物医学三大领域的优势学科。建有北京市肝病研究所、北京市中西医结合传染病研究所、国家中西医结合肝病重点专科、北京市乙型肝炎与肝癌转化医学重点实验室、北京市艾滋病重点实验室、北京市重大疾病临床数据样本资源库、首都医科大学肝病与肝癌临床研究所、北京市国际科技合作传染病转化医学基地。

作为感染性和传染性疾病的临床救治中心，首都医科大学附属北京佑安医院承担着北京市，乃至全国突发公共卫生事件及重大传染病的应急和医疗救治任务，积累了大量宝贵的临床经验。随着医学科技的进步，临床专业的划分与定位也日趋精细，对疾病诊疗精准化要求也不断提升。为让临床医生更好地掌握诊治思路、锻炼临床思维、提高诊疗水平，我们将收治的部分典型或疑难病例进行了分门别类的整理，并加以归纳总结和提炼升华，以期将这些宝贵的临床经验更好地留存和传播。

本套丛书是典型及疑难病例的汇编，是我院16个重点学科临床经验的总结和呈现，每个病例都从主要症状、体征入手，通过病例特点的分析，逐步抽丝剥茧、去伪存真，最终找到疾病的本质，给予患者精准的诊疗。每个病例均通过对临床诊疗的描述，展示出作者的临床思维过程，最后再以病例点评的形式进行总结，体现了理论与实践的结合、多学科的紧密配合，是科室集体智慧的结晶，是编者宝贵经验的精华，相信对大家开拓临床思维、提高临床诊疗水平有所裨益。

本套丛书的编写得到了首都医科大学附属北京佑安医院广大专家们的大力支持和帮助，在此表示感谢。但由于水平有限，书中难免出现错漏之处；加之医学科学快速发展，部分观点需要及时更新，敬请广大读者批评指正。我们也将在提升医疗水平的同时，持续做好临床经验的总结和分享，与大家共同进步，惠及更多的同行与患者。

金荣华

前 言

艾滋病，即获得性免疫缺陷综合征（acquired immunodeficiency syndrome，AIDS），系由感染人类免疫缺陷病毒（human immunodeficiency virus，HIV）引起的慢性传染病。临床表现为机体免疫细胞和（或）功能受损乃至缺陷，最终并发多种严重的机会性感染和肿瘤。目前 WHO 报告全世界存活 HIV 感染者及艾滋病患者共 3600 万人，截至 2018 年底我国 CDC 报告全国存活 HIV 感染者及艾滋病患者 861 042 例，全年新报告病例 148 589 例。疫情覆盖全国。根据病情发展，HIV 感染分为急性期、无症状期和艾滋病期，由于免疫功能受损，患者在其感染各期尤其是终末期常合并各种严重的机会性感染和肿瘤，若不加以临床干预，艾滋病患者平均生存期仅为一年半到两年。进入抗逆转录病毒治疗（antiretroviral therapy，ART）时代后，艾滋病成为一种可治疗的慢性疾病，规律治疗的患者预期寿命接近非 HIV 感染者，对非 HIV 相关疾病的管理、长期 ART 治疗药物不良反应的处理等成为提升艾滋病患者生存质量的前提，也是完成联合国艾滋病规划署提出的四个 90% 目标的关键。

首都医科大学附属北京佑安医院感染中心是全国收治艾滋病合并各种机会性感染和肿瘤患者的临床救治中心，自从 1991 年收治第 1 例艾滋病患者以来，感染中心已救治了数千例患者，主要包括艾滋病期的各个系统、各种病原的机会性感染，恶性淋巴瘤、卡波西肉瘤等机会性肿瘤，药物严重不良反应的处理救治，艾滋病合并肝病、慢性肾功能不全等的诊疗等。这些患者多数病情危重、治疗过程复杂。

首都医科大学附属北京佑安医院的性病艾滋病门诊是艾滋病性病诊疗中心，临床主要工作为对艾滋病、性病患者的诊疗和随诊，在艾滋病合并各种性病的诊疗方面经验丰富，尤其在艾滋病患者、梅毒感染者母婴阻断处理方面全国领先。感染中心和性病艾滋病门诊的临床医生在患者救治过程中积累了丰富的经验。

本书所有病例均为感染中心及性病艾滋病门诊的临床病例，我们从数千个病例中精心挑选典型的、疑难的、少见的病例进行总结，从病例的临床表现、诊疗思路、鉴别诊断及诊疗体会等方面入手分析，力图把我们的临床诊疗经验分享给读者，供读者在临床诊疗中参考使用。本书的临床病例收集工作都由临床一线医生利用休息时间完成，他们也为此付出了辛勤的劳动，在此感谢他们的付出。限于临床诊疗经验和水平的局限，本书可能存在不尽完美之处，欢迎读者、同仁批评指正，共同提高临床诊疗水平。

目 录

第一章 艾滋病与常见机会性感染

病例 1　艾滋病合并直肠隐球菌感染

病历摘要

【基本信息】

患者，男，58 岁，主因“腹泻 2 月余，HIV 抗体阳性 2 周”入院。

2 个多月前患者无明显诱因出现腹泻，每日 6 ～ 7 次，为水样便，伴里急后重、肛门下坠感，于当地医院行肠镜检查发现直肠下端肿物，外院肠镜检查取活检病理示血管来源为肿瘤

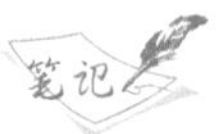

组织。2 周前检查发现 HIV 抗体阳性，开始抗逆转录病毒治疗，1 周前为进一步明确诊断入院治疗，请外科行直肠下段肿物切除术，术后病理回报如下：①肛门肿物 1：符合尖锐湿疣，局灶呈高级别上皮内病变；皮下大量急、慢性炎细胞浸润，伴真菌感染，结合形态学考虑隐球菌感染。免疫组化 TP（–），Ki-67（增生细胞 +），P16（局灶 +）。分子病理 HPV（低危型 +，高危型 +）。②肛门肿物 2：符合尖锐湿疣。③肛管肿物：鳞状上皮黏膜组织，上皮细胞非典型增生，表皮下大量急、慢性炎细胞浸润，均一小球状体多见，符合真菌感染，结合形态学考虑隐球菌感染。住院期间 $CD4^+T$ 淋巴细胞为 38/μL，HIV 病毒载量 33 000 copies/mL。

既往史：高血压史 10 年余，血压最高 180/100 mmHg，规律口服硝苯地平。吸烟史 40 年，每日吸烟 20 支，已戒烟 1 年。

婚育史：已婚，育有 3 女，爱人及女儿体健。

家族史：父亲因脑出血去世，母亲因小脑疾病去世。有 1 姐 1 妹 1 弟，均体健。

流行病学史：同性性接触史。

【体格检查】

体温 36 ℃，血压 154/100 mmHg，脉搏 88 次 / 分，呼吸 18 次 / 分。神志清，精神可；颈软，皮肤、巩膜无黄染，浅表淋巴结未扪及肿大；心律齐，各瓣膜区未闻及杂音；双肺呼吸音清，未闻及干湿性啰音；腹平软，无压痛、反跳痛，肝脾肋下未触及，移动性浊音（–），双下肢无明显水肿。病理征（–）。

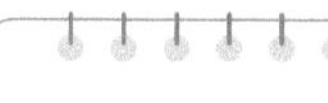

【辅助检查】

血常规：WBC 5.48 × 10^9/L，HGB 123 g/L，PLT 308 × 10^9/L，N% 74.6%。

便常规：潜血试验（+）。

肝功能：ALT 12.9 U/L，AST 19 U/L，ALB 32 g/L。PCT ＜ 0.05 ng/mL。G 试验：56 pg/mL。

血培养：（–）。

脑脊液：外观无色、透明，细胞总数 0.001 × 10^9/L，白细胞 0.001 × 10^9/L，单个核细胞 0.001 × 10^9/L。脑脊液墨汁染色（–）。新型隐球菌抗原（–）。

胸部 CT：①双肺感染，真菌不除外；②双侧少量胸腔积液，双侧胸膜增厚；③纵隔内增大淋巴结。

腹部 CT：腹腔及双侧腹股沟多发稍肿大淋巴结。

痰涂片：抗酸杆菌（+）。

【诊断及诊断依据】

诊断：获得性免疫缺陷综合征

艾滋病期

直肠隐球菌感染

肺结核

淋巴结结核

尖锐湿疣

高血压 3 级　高危

诊断依据：患者为老年男性，有同性性行为史，腹泻 2 月余，HIV 确证试验阳性，HIV 病毒载量 33 000 copies/mL，

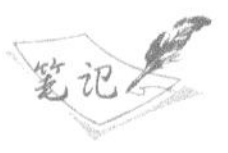

$CD4^+$T 淋巴细胞 38/μL，结合病史、查体及直肠肿物病理结果，获得性免疫缺陷综合征艾滋病期直肠隐球菌感染合并尖锐湿疣诊断明确。痰涂片抗酸杆菌阳性，胸部 CT 提示考虑肺结核、淋巴结结核。

【鉴别诊断】

（1）直肠息肉：多见于 40 岁以上人群。单发或多发，指诊可扪及质软、可活动肿物，常便后便血，感染时可出现黏液脓血便、里急后重等。

（2）直肠癌：主要表现为直肠刺激症状及排便习惯改变，直肠指诊可触及质硬肿物，边界不清，活检可确诊。

（3）肠结核：主要表现为腹泻、腹痛、右下腹压痛，可有腹块。多伴有发热、盗汗等结核毒血症症状。有些患者会出现腹泻与便秘交替。结肠镜检查发现病变主要是位于回盲部的肠黏膜炎症、溃疡、肠管变形和肠腔狭窄等。活检结核菌培养可确诊。

【治疗经过】

入院后完善相关检查，行腰椎穿刺，排除颅内感染征象，给予两性霉素 B 0.5 ～ 0.7 mg/（kg·d）联合氟康唑 800 mg 抗真菌治疗 2 周。因其痰涂片抗酸杆菌阳性，加用抗结核治疗。口服利福平 0.45 g（每日 1 次）+ 异烟肼 0.3 g（每日 1 次）+ 乙胺丁醇 0.75 g（每日 1 次）+ 吡嗪酰胺 0.5 g（每日 3 次）。经过治疗后患者腹泻症状较前改善，因肝功能异常，停用利福平 + 吡嗪酰胺，回当地医院继续抗结核治疗。

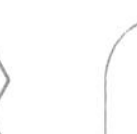

病例分析

隐球菌是一种机会性致病菌，主要包括新型隐球菌和格特隐球菌两种类型。隐球菌可以感染人体的任何组织和脏器，最常见的部位是中枢神经系统，其次为肺部和皮肤。若活检组织病理可见隐球菌或无菌腔液、组织（脑脊液、血液、肺组织）的真菌培养阳性且有相应症状和体征，则认为是确诊病例。半数以上 HIV 感染者存在消化道症状，而几乎所有患者都存在消化道并发症。HIV 感染者常见的消化道症状有厌食、吞咽困难、吞咽痛、上腹痛和腹泻等，通常为非特异性的。腹泻是 HIV 感染患者最常见的消化道症状，且当免疫功能恶化时腹泻发生的频率和严重程度增加。HIV 阳性患者合并的隐球菌感染，应根据患者的免疫功能情况，注意其在抗真菌治疗方面的一些特点。

结合该病例特点：患者 HIV 感染，$CD4^{+}T$ 淋巴细胞＜100/μL，患者起病的首发症状为消化道症状，没有中枢系统及肺部、皮肤感染的临床表现，结肠镜检查病理提示为隐球菌感染；该患者局部病灶手术切除后选用两性霉素 B+ 氟康唑抗真菌治疗。在选择抗真菌治疗的同时需要注意的事项包括：避免抗真菌治疗与抗病毒治疗药物之间的相互作用；降低或尽可能减少免疫重建综合征发生的风险；治疗时需要观察患者 $CD4^{+}T$ 淋巴细胞的数量；除特殊情况外，一般推荐所有 HIV 感染的病例终身维持抗真菌治疗以预防复发。

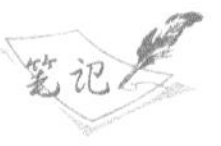

病例点评

引起 HIV 相关腹泻的病因很多，最常见的包括隐孢子虫、细胞内鸟分枝杆菌、微孢子虫、细菌（沙门菌、志贺菌、弯曲杆菌、大肠杆菌）和巨细胞病毒等。隐球菌感染是艾滋病相关死亡中最常见的原因之一。其中因隐球菌脑膜炎导致的相关死亡占 15% ～ 41%。未经治疗的隐球菌感染患者病死率约为 75%，其中 $CD4^{+}T$ 淋巴细胞＜ 100/μL 的患者病死率更高，可高达 100%。颅内、肺部、皮肤、骨、眼及前列腺等都是隐球菌可感染的器官，肠道隐球菌感染非常少见，容易漏诊、误诊。国外研究发现 $CD4^{+}T$ 淋巴细胞＜ 100/μL 的 HIV 感染者中隐球菌抗原阳性率为 6.5% ～ 21.0%，我国隐球菌感染者数量在逐年攀升，据文献报道，我国 HIV 感染者中隐球菌抗原阳性率为 9.8% ～ 62.3%，各地报道差异较大。世界卫生组织相关指南中，强烈建议对于 $CD4^{+}T$ 淋巴细胞＜ 100/μL 的 HIV 感染者在未启动 ART 前进行隐球菌抗原筛查。抗隐球菌治疗疗程推荐：①可进行 HIV 病毒载量检测：在 ART 治疗稳定，抗隐球菌维持治疗＞ 1 年，$CD4^{+}T$ 淋巴细胞＞ 100/μL，HIV 病毒载量检测不到时，可考虑停药；②若无法进行 HIV 病毒载量检测，在 ART 治疗稳定，抗隐球菌维持治疗＞ 1 年，$CD4^{+}T$ 淋巴细胞＞ 200/μL 时，可考虑停药。HIV 感染者免疫功能低下，易出现多重感染，该患者住院期间还合并感染了肺结核、淋巴结结核等。

（高　文）

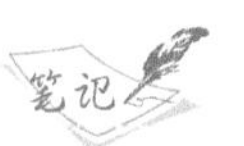

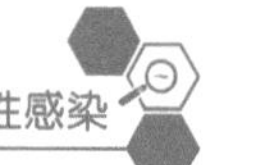

参考文献

[1] 程时丹，钟捷 . 以腹泻、便血为首发症状的艾滋病患者一例 [J]. 中华结直肠疾病电子杂志，2014，3（6）：491-492.

[2] WEBER R，LEDERGERBER B，ZBINDEN R，et al. Enteric infections and diarrhea in human immunodeficiency virus-infected persons：prospective community-based cohort study[J]. Archives of Internal Medicine，1999，159（13）：1473-1480.

[3] World Health Organization. Guidelines for managing advanced HIV disease and rapid initiation of antiretroviral therapy[R]. Geneva：WHO，2017.

[4] 浙江省医学会热带病和寄生虫病分会艾滋病学组 . 艾滋病患者隐球菌感染筛查浙江省专家共识 [J]. 中华临床感染病杂志，2019，12（2）：81-86，106.

病例 2　艾滋病合并非结核分枝杆菌感染伴反复气胸

病历摘要

【基本信息】

患者，男，34 岁，主因“间断发热 3 月余，胸闷伴胸痛、憋气 1 天”入院。

患者于 3 个月前出现发热，体温波动于 37 ～ 38.5 ℃，伴咳嗽、少量痰，无盗汗。于当地医院以肺结核治疗，效果不明显，仍间断发热，体温最高 38.5 ℃，复查胸部 CT 示肺部感染无好转。20 天前于当地医院初筛 HIV 抗体可疑阳性，并行确证试验为阳性，化验 $CD4^{+}T$ 淋巴细胞为 16/μL，暂未行抗病毒治疗。因抗结核效果欠佳，患者于 1 周前自行停用抗结核药物。1 天前患者进食过程中突发胸闷，伴右侧胸痛，向右肩部放射，并有活动后憋气明显，现为进一步治疗就诊于我院。

既往史、家族史：无特殊。

婚育史：已婚，配偶体健，无生育。

流行病学史：有同性性接触史。

【体格检查】

体温 37.8 ℃，脉搏 85 次 / 分，呼吸 20 次 / 分，血压 115/72 mmHg。神志清，精神可，轻度憋喘，口唇无明显发绀，全身浅表淋巴结未扪及肿大，右肺呼吸音消失，未闻及

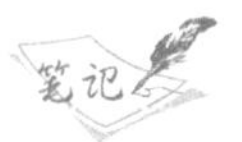

干湿性啰音，心律齐，未闻及杂音，腹部平坦，无压痛、反跳痛，肝脾肋下未触及，双下肢无水肿。

【辅助检查】

肺部CT（入院前外院）：两肺感染，两肺囊状支气管扩张。

床旁胸片：右侧大量气胸。

肺部CT：右侧大量气胸，左侧肺气囊可能性大（考虑先天发育异常）。

血常规：WBC 3.75×10^9/L，N% 67.5%，HGB 131 g/L，PLT 158×10^9/L。

肝肾功能正常。

ESR 31 mm/h，PCT ＜ 0.05 ng/mL。

痰抗酸杆菌染色（+），痰 TB-DNA（–）。

血气分析：pH 7.408，$PaCO_2$ 33.5 mmHg，PaO_2 77.5 mmHg，SaO_2 96.7%。

新型隐球菌抗原（–）。

G 实验、GM-Ag 均（–），CMV-DNA（–），EBV-DNA（–）。

【诊断及诊断依据】

诊断：获得性免疫缺陷综合征

艾滋病期

肺部感染

右侧大量气胸

诊断依据：①患者为青年男性，有明确的同性性接触史，院外查 HIV 初筛及确证试验阳性，故 HIV 感染诊断明确患者 $CD4^+T$ 淋巴细胞 16/μL，故患者病情已进展至艾滋病期；

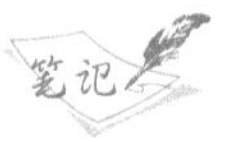

②3个月前因发热、咳嗽于当地医院拟诊肺结核，应用四联抗结核药物治疗，无改善，体温反复升高，影像学检查肺部情况无好转；③此次住院系因住院前1天突发胸闷、胸痛、憋气，我院急诊影像学检查明确气胸的诊断。

【鉴别诊断】

（1）肺结核：多为低热（午后为著）、盗汗、乏力、纳差、消瘦；呼吸道症状有咳嗽、咳痰、咯血、胸痛、不同程度胸闷或呼吸困难。免疫功能低下者往往结核症状不典型，确诊依赖于痰涂片查结核杆菌，抗酸染色检出阳性有诊断意义。

（2）非结核分枝杆菌（nontuberculous mycobacteria，NTM）肺病：又称非结核分枝杆菌肺炎，其临床表现与肺结核相似，常见症状包括咳嗽、咳痰、咯血、发热等。NTM肺病多继发于支气管扩张、硅沉着病、肺结核等慢性疾病，与肺结核的鉴别可通过细菌培养确定。另外，也可通过病理学方面进行鉴别。

（3）肺孢子菌肺炎：是由肺孢子菌引起的间质性浆细胞性肺炎，为条件性肺部感染性疾病，是艾滋病晚期常见的肺部机会性感染。常见临床表现为发热、咳嗽、咳痰、气促、呼吸困难等，当突然出现胸痛时应考虑自发性气胸的可能，高分辨CT有助于鉴别。

【治疗经过】

入院后，予胸腔闭式引流，入院后体温最高达38.9 ℃，予三代头孢加喹诺酮类药物行抗感染治疗及对症处理，体温无好转。相关化验结果：痰涂片提示抗酸杆菌染色阳性，但结核荧

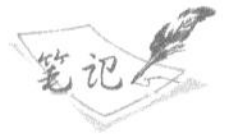

光扩增染色检查阴性。结合临床表现及影像学检查，考虑患者非结核分枝杆菌感染可能，鸟分枝杆菌（mycobacterium avium complex，MAC）可能性大。故于入院第 4 天开始给予克拉霉素 0.5 g（每 12 小时 1 次）+ 利福布汀 0.3 g（每日 1 次）+ 乙胺丁醇 1 g（每日 1 次）+ 莫西沙星、阿米卡星联合抗 MAC 试验性治疗。患者体温开始逐渐下降，体温高峰 1 周后下降至 37.8 ℃以下。住院期间，痰及血结核菌培养结果均阴性，痰抗酸染色 3 次送检均回报阳性。住院 2 周后开始给予替诺福韦（tenofovir disoproxil fumarate，TDF）+ 拉米夫定（lamivudine，3TC）+ 依非韦伦（efavirenz，EFV）方案抗 HIV 治疗。患者病情逐渐平稳，右侧气胸逐渐吸收。出院后继续抗 MAC 及 ART 治疗。6 个月后随诊复查 CT 示两肺感染较前好转，目前病情平稳。

病例分析

患者自诊断肺部感染 3 个月以来，一直规律治疗，病情无明显好转，但也未明显加重，体温为低度到中度发热，结核中毒症状不明显，肺部影像学无典型的结核表现，主要为多发的囊状扩张和薄壁空洞，故对之前结核的诊断应重新评估。入院后，积极处理气胸的同时，留取痰液等各种标本，在条件允许时及时复查影像学，并请放射科会诊，对于不典型的结核影像表现进行分析和诊断。条件允许考虑尽早开始 ART。

非结核分枝杆菌是分枝杆菌属内除结核分枝杆菌（mycobacterium tuberculosis，MTB）复合群和麻风分枝杆菌以外的其他分枝杆菌。近年来，NTM 感染呈快速增多趋势，并

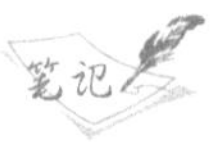

已成为威胁人类健康的重要公共卫生问题。因 MTB 肺病的全身中毒症状和局部损伤表现与结核病相似，主要侵犯肺脏，在无菌种鉴定结果的情况下，可长期被误诊为结核病。

病例点评

疑似 NTM 肺病：①痰抗酸杆菌检查阳性而临床表现与肺结核不相符者；②痰液显微镜检查发现菌体异常的分枝杆菌；③痰或其他标本中分枝杆菌培养阳性，但其菌落形态和生长情况与 MTB 复合群有异；④接受正规抗结核治疗无效而反复排菌的患者，且肺部病灶以支气管扩张、多发性小结节及薄壁空洞为主；⑤经支气管卫生净化处理后痰分枝杆菌不能转阴者；⑥有免疫功能缺陷，但已除外肺结核的肺病患者；⑦医源性或非医源性软组织损伤，或外科术后伤口长期不愈而找不到原因者。具备上述 7 项之一即可考虑为疑似 NTM 肺病。

此患者符合①、④条，故可诊断疑似 NTM 肺病，而 HIV 感染者常见的 NTM 为 MAC。大环内酯类药物是治疗 MAC 感染疗效确切的唯一抗菌药物，故此病例予以克拉霉素为基础的联合治疗，经过试验性治疗，患者病情改善并最终取得治疗成功。遗憾的是，该病例病原学检查因培养结果阴性没有得到最终明确及菌种鉴定。NTM 治疗原则：①如有菌种鉴定结果，根据不同菌种选择敏感药物治疗，治疗效果不佳者，根据菌种进行药物敏感试验；②如果无菌种鉴定结果，则选择 5 ～ 6 种药物联合治疗，强化期 6 ～ 12 个月，在 NTM 培养结果转阴后继续治疗 12 个月以上；③不同 NTM 肺病的用药种类和疗程可有所不同。

（李爱新）

参考文献

[1] 中华医学会热带病与寄生虫学分会艾滋病学组．人类免疫缺陷病毒 / 艾滋病患者合并非结核分枝杆菌感染诊治专家共识 [J]. 中华传染病杂志，2019，37（3）：129-138.

[2] 沙巍，肖和平．再议非结核分枝杆菌的危害性 [J]. 中华结核和呼吸杂志，2018，41（2）：83-85.

[3] 唐神结．非结核分枝杆菌病诊断与治疗专家共识解读 [J]. 中国医刊，2016，51（3）：21-24.

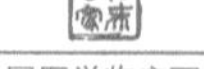

病例3　艾滋病合并马尔尼菲蓝状菌病

病历摘要

【基本信息】

患者，男，34岁，主因“发现HIV抗体阳性1月余，间断发热20天”于2018年7月28日入院。

患者1个月前于当地医院初筛HIV抗体可疑阳性，确证试验为阳性。$CD4^{+}T$淋巴细胞为39/μL，无伴随不适。20余天前无明显诱因开始出现发热，夜间体温波动在38 ℃左右，无其他伴随症状。15天前开始抗病毒治疗，方案为替诺福韦＋拉米夫定＋依非韦仑。11天前患者发热体温高峰较前升高，最高39.3 ℃。2天前当地医院血培养结果为丝状真菌，诊断为“艾滋病合并真菌感染”，1天前给予伊曲康唑治疗，并调整ART方案为替诺福韦＋拉米夫定＋多替拉韦。患者症状无缓解，仍间断反复高热并伴有畏寒、寒战。现为进一步诊治就诊于我院。

既往史：1年前患梅毒，具体治疗不详。

流行病学史：多次同性性行为。近3年在广西打工。

【体格检查】

生命体征平稳，神志清，精神可，周身散在中心坏死性脐样皮疹，全身浅表淋巴结未触及肿大，口腔未见白斑，双肺呼

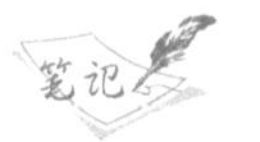

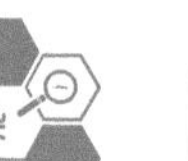

吸音清，未闻及干湿性啰音，心律齐，无杂音，腹软，无压痛及反跳痛，肝脾肋下未触及，双下肢无水肿。

【辅助检查】

血常规：WBC 1.89 × 10^9/L，HGB 122 g/L，N% 70.3%。CRP 34 mg/L。

肝功能：ALT 28.2 U/L，AST 30.1 U/L，TBIL 4.2 μmol/L。

血生化：CREA 82.1 μmol/L，eGFR 106.93 mL/（min·1.73 m^2）。

T-SPOT：（+）。

肺部 CT 平扫（2018-8-2）：①双肺下叶少许炎症，真菌感染不除外，结合临床；②右侧少量胸腔积液；③双侧胸膜局部增厚；④纵隔淋巴结增大，较 2018 年 7 月 19 日略进展。

【诊断及诊断依据】

诊断：获得性免疫缺陷综合征

艾滋病期

马尔尼菲蓝状菌病

淋巴结结核

诊断依据：①患者为青年男性，有明确的同性性行为史，院外查 HIV 初筛及确证试验阳性，故 HIV 感染诊断明确，目前患者 $CD4^+T$ 淋巴细胞已达 39/μL，故患者病情进展至艾滋病期；②反复发热近 1 个月，近 3 年长期在广西工作，皮疹临床表现及血培养提示丝状真菌，考虑马尔尼菲蓝状菌病，曾服用依曲康唑抗真菌治疗，但是病情无改善，不除外重症马尔尼菲蓝状菌病；③患者 $CD4^+T$ 淋巴细胞＜ 50/μL，T-SPOT 阳性，影像学提示纵隔淋巴结增大，淋巴结结核不除外。

【鉴别诊断】

（1）肺结核：低热、咳嗽、咳痰，盗汗，乏力，体重减轻。痰涂片检查结核杆菌或痰培养阳性。

（2）细菌性肺炎：发病急骤，以寒战、高热起病，重症病例可迅速发生休克而危及生命。血常规常呈中等程度白细胞增多，核左移。X线影像学显示大片致密阴影。血培养阳性。

（3）肺脓肿：临床常常表现为恶寒或寒战、虚弱、胸痛、心率加快等症状，急骤起病。体温常呈弛张热、稽留热或不规则热。诊断主要依靠X线检查。血培养阳性。

【治疗经过】

入院后给予两性霉素B 0.5～0.7 mg/（kg·d）治疗。结合该患者特点及影像学改变，T-SPOT阳性，考虑结核性胸膜炎，纵隔淋巴结结核可能性大。予抗结核治疗：异烟肼0.3 g，利福布汀0.3 g，莫西沙星0.4 g，每日1次。患者肾小球滤过率进行性下降，考虑与两性霉素B药物不良反应相关，两性霉素B减量为30 mg，每日1次静脉滴注，同时加强水化肾脏。治疗10天后复查胸部CT：①双肺下叶炎症较前减轻；②右侧少量胸腔积液，双侧胸膜局部增厚；③纵隔淋巴结增大，较入院时范围明显缩小。两性霉素B应用已足量、足疗程，停用两性霉素B，序贯口服伊曲康唑400 mg、每日1次，连续服用10周后，伊曲康唑减量至200 mg、每日1次口服。患者一般情况好转，肝肾功能逐渐恢复正常。

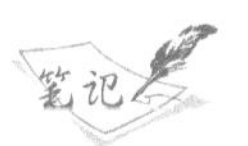

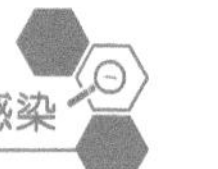

病例分析

马尔尼菲蓝状菌病多发于免疫功能缺陷的人群（主要为HIV感染者），但不排除在健康人群致病可能。在我国HIV感染者中，马尔尼菲蓝状菌发病率为9%～25%，且呈增长趋势。在青霉属中，马尔尼菲蓝状菌为唯一的一种双相型、原发致病性真菌。马尔尼菲蓝状菌感染呈一定的地方流行特点，多见于东南亚地区及我国南方部分省份，在艾滋病患者中具有较高的发病率。肺属于原发感染最为常见的受累部位，与结核或细菌性肺炎、肺脓肿相似。艾滋病患者，严重免疫功能缺陷时很容易发生播散性马尔尼菲蓝状菌感染。这一疾病多发生在$CD4^{+}T$淋巴细胞＜50/μL时。血培养阳性是马尔尼菲蓝状菌病诊断的“金标准”。临床上对肺内马尔尼菲蓝状菌病进行确诊的标本多来源于骨髓、血液、淋巴结，部分来源于痰液、胸腔积液、支气管肺泡灌洗液（bronchoalveolar lavage fluid，BALF）等。

结合该病例的特点，患者艾滋病$CD4^{+}T$淋巴细胞＜50/μL，有曾在南方生活的流行病学史。临床表现为周身散在皮疹，血液培养明确为马尔尼菲蓝状菌；影像学显示肺部感染病灶。结合上述临床特点考虑马尔尼菲蓝状菌诊断明确。

病例点评

马尔尼菲蓝状菌与巨噬细胞亲和力较强，一般从呼吸道进入人体后，主要以巨噬细胞为载体传播至单核巨噬细胞系统，并经血液循环侵犯心包、皮肤、肝和脾等器官，其中以肺部及

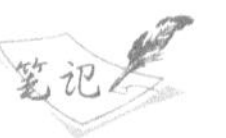

肝受累最为严重。马尔尼菲蓝状菌感染可以表现为局限型感染和播散型感染。局限型感染以原发灶感染为主，常表现为肺部的影像学改变及呼吸道症状，侵犯淋巴结常可导致局部淋巴结大。播散型感染主要为全身症状，包括高热、体重减轻、肝脾大、贫血等，并可出现肺部、消化道、骨骼等多个系统损伤。$CD4^+$T 淋巴细胞＜ 50/μL 时易发生马尔尼菲蓝状菌播散感染。部分患者可合并结核菌感染，合并感染者大部分有多重影像学改变。AIDS 患者自身免疫力低下，影像学诊断时需要考虑联合感染的可能性。马尔尼菲蓝状菌感染早期尽早给予足量、有效的抗真菌治疗，即可获得长期缓解或治愈。两性霉素 B 和伊曲康唑对马尔尼菲蓝状菌感染有很好的治疗效果。二级预防至 $CD4^+$T 淋巴细胞＞ 100/μL 时较少复发。AIDS 患者合并马尔尼菲蓝状菌病只要早期发现、早期诊断、早期治疗、足剂量、长期疗程，完全可以控制。但是，由于马尔尼菲蓝状菌感染发病隐匿，早期若未给予重视，极易误诊、漏诊而延误治疗，致使病情加重而威胁生命。因此，临床提倡检验科、放射科与临床医生的多学科合作，从而避免认识的局限性，提高检出率。

（姜太一）

参考文献

[1] 邹旭辉，李玉叶 . 马尔尼菲青霉病的临床与免疫学研究进展 [J]. 皮肤病与性病，2016，38（3）：183-186.

[2] 陈杏春，周莹，赵丽，等. 马尔尼菲青霉菌感染临床分析 [J]. 中华医院感染学杂志，2013，23（11）：2768-2770.

[3] LARSSON M，NGUYEN L H，WERTHEIM H F，et al. Clinical characteristics

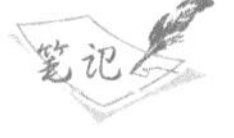

and outcome of Penicillium marneffei infection among HIV-infected patients in northern Vietnam[J]. AIDS Res Ther，2012，9（1）：24.

[4] 陈蓉，张立新，刘婷，等．多学科合作对马尔尼菲青霉病快速诊断的价值 [J]. 中国艾滋病性病，2017，23（4）：334-336.

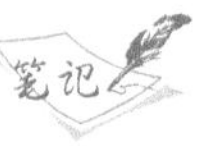

病例 4　艾滋病合并脓气胸

病历摘要

【基本信息】

患者，男，63 岁，主因“发现 HIV 抗体阳性 11 年，间断咳嗽 6 个月，加重伴喘憋 3 天”于 2019 年 5 月 12 日入院。

患者于 11 年前因身体不适就诊时发现 HIV 抗体阳性，$CD4^+T$ 淋巴细胞为 1/μL，诊断为艾滋病，启动抗病毒治疗，定期门诊随诊检测 HIV 病毒载量及 $CD4^+T$ 淋巴细胞亚群。HIV 病毒载量检测结果均为检测值以下，$CD4^+T$ 淋巴细胞计数升至 389/μL。10 个月前患者出现发热，持续 2 个月，考虑病毒或结核感染，予莫西沙星治疗后体温降至正常，监测 $CD4^+T$ 淋巴细胞降至 162/μL 左右，病毒仍低于检测值下限。6 个月前无诱因出现咳嗽，时有黄痰，偶有咯血，伴发热，体温波动在 38 ～ 39 ℃，未予重视。1 月余前症状加重，于当地医院输液治疗（具体不详），症状无改善。3 天前患者出现憋气，无胸痛，1 天前就诊于某医院急诊，全血细胞分析：WBC 28.86 × 10^9/L，N% 94.7%。血气分析：pH 7.56，PaO_2 68 mmHg。胸部 CT 检查结果显示：液气胸表现。为进一步诊治转来我院急诊，血常规 WBC 29.98 × 10^9/L，HGB 117 g/L，N% 95.4%，乳酸 2.67 mmol/L。诊断为“艾滋病合并肺部感染，脓气胸”，为进一步诊疗收入院。患者此次发病以来，体重下降 10 kg。

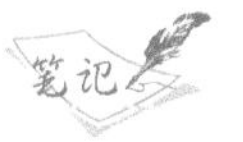

既往史：糖尿病史 10 余年。

个人史：有长期大量吸烟史。

【体格检查】

体温 36.1 ℃，血压 101/88 mmHg，脉搏 120 次 / 分，呼吸 20 次 / 分。神志清楚，精神弱，中度营养不良，口腔可见毛状白斑，右肺呼吸音消失，左肺呼吸音粗，未闻及明显干湿性啰音，右肺叩诊实音，腹部平软，全腹无压痛及反跳痛，肝脾肋下未触及，余体征（–）。

【辅助检查】

血常规：WBC 29.98 × 10^9/L，HGB 117 g/L，N% 95.4%。

肝功能：ALB 18.2 g/L，乳酸 3.3 mmol/L。

CRP：331.5 mg/L。

ESR：120 mm/h。

动脉血气：pH 7.47，PaO_2 89 mmHg，$PaCO_2$ 28 mmHg。

胸腔积液常规：褐色乳糜，Rivalta 试验（+），WBC 139.16 × 10^9/L，细胞总数 189.16 × 10^9/L，MN% 86.4%。

胸腔积液生化：白蛋白 14.3 g/L，乳酸脱氢酶 11 458 U/L。

结核分枝杆菌 PCR（–），CMV-DNA、EBV-DNA 均（–）。

胸部 CT（2019-5-12，图 4-1）：①右侧液气胸；②双肺感染可能性大（右侧为著）；③右肺局限性肺气肿。

胸部 CT（2019-5-23，图 4-2）：①右侧液气胸引流术后改变，积气积液较前均减少；②右肺感染较前进展，左肺未见异常；③右侧支气管狭窄，右肺下叶团块影较前无著变；④右肺局限性肺气肿。

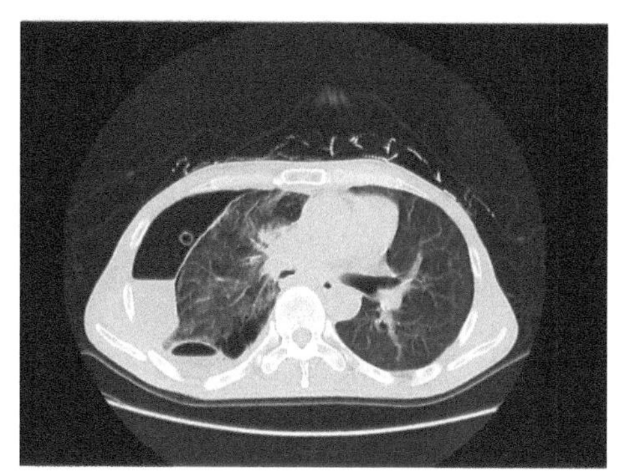

图 4-1 胸部 CT（2019-5-12 胸腔闭式引流术后）

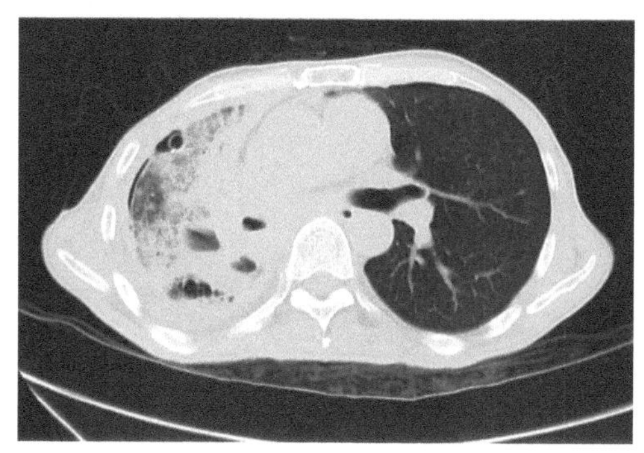

图 4-2 胸部 CT（2019-5-23 治疗后复查）

【诊断及诊断依据】

诊断：获得性免疫缺陷综合征

艾滋病期

肺部感染

细菌感染

液气胸

低氧血症

口腔真菌感染

2 型糖尿病

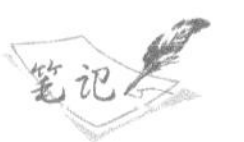

诊断依据：①患者为老年男性，11 年前发现 HIV 抗体阳

性开始抗病毒治疗，病毒控制良好，但 $CD4^+T$ 淋巴细胞免疫重建不良；②典型表现有发热、咳嗽、喘憋；③血常规白细胞及中性粒细胞明显升高，血气分析提示低氧血症；④胸部 CT 提示液气胸；⑤入院查体示右肺未闻及呼吸音。

【鉴别诊断】

（1）细菌性肺炎：发热、咳嗽、咳痰，多无流涕，肺部闻及湿性啰音，外周血白细胞升高，中性粒细胞百分比升高，流感抗原阴性，细菌培养阳性。

（2）肺结核：低热、咳嗽、咳痰、盗汗、乏力、体重减轻。痰涂片检查结核杆菌或痰培养阳性。

（3）肺孢子菌肺炎：病程比较缓慢，渐进，先有体重下降、盗汗，继而出现干咳，逐渐出现高热、气促、发绀，肺部体征比较少，可有肝脾大。上述症状可持续数周或数月。对于高危人群结合临床表现及影像学表现可以考虑诊断，病原学检查可确诊。

【治疗经过】

入院后请胸外科会诊，诊断液气胸明确，行胸腔闭式引流，血管钳分离进入胸腔时有大量气体（伴恶臭气味）溢出，引流出灰褐色液体，送检胸腔积液行常规、生化检查提示渗出液，予美罗培南、替考拉宁联合抗感染治疗，患者体温逐渐降至正常，后胸腔积液培养为厌氧菌、金黄色葡萄球菌，药敏结果提示苯唑西林敏感，后根据药敏调整抗感染方案为甲硝唑联合头孢呋辛抗感染治疗，复查感染指标下降，胸部 CT 提示脓气胸好转。

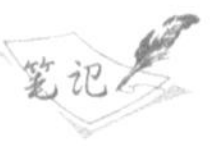

病例分析

该患者为老年男性，HIV 感染者，虽经积极抗病毒治疗，病毒持续低于检测值下限，但 $CD4^{+}T$ 淋巴细胞存在免疫重建不良。患者营养状况差，咳嗽半年，未系统诊疗，导致病情逐渐恶化。患者否认糖尿病病史，但入院后发现合并糖尿病，血糖水平升高，这是进一步增加患者感染的风险及导致脓胸的一个危险因素。患者有长期大量吸烟史，既往胸部 CT 可见肺大疱，是导致气胸形成的因素之一。患者入院后及时行胸腔闭式引流，恶臭气体溢出支持金黄色葡萄球菌感染，根据胸腔积液化验结果脓胸诊断明确，给予敏感抗生素治疗后患者症状及感染指标均好转。患者肺部感染较重，可见胸膜增厚、纤维板形成表现，如恢复不佳考虑后期行外科手术治疗。

病例点评

艾滋病患者机会感染以肺孢子菌感染、真菌、肺结核及其他病毒为多见，而合并金黄色葡萄球菌导致脓胸者报道尚少。脓胸常见病原体为肺炎链球菌、厌氧菌、咽峡炎链球菌、金黄色葡萄球菌。临床上 30% ～ 40% 的肺炎可合并胸腔积液，但只有 0.5% ～ 2% 的肺炎会发生脓胸。引起社区获得性肺炎并发脓胸的主要病原体是厌氧菌，医院获得性脓胸的主要病原体是金黄色葡萄球菌。社区获得性耐甲氧西林金黄色葡萄球菌已成为目前新的引起脓胸的主要病原体。艾滋病合并脓胸患者临床表现为发热、气短、咳嗽和胸痛，通常伴有细菌性肺炎，但

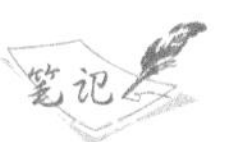

症状学上没有特异性。化脓性胸腔积液可以表现为脓胸、血性、黏稠状并伴有非常高的白细胞计数。体格检查见呼吸音低、叩诊浊音和胸膜摩擦音。评估脓胸时胸部放射学和超声影像学很重要。目前，外科治疗脓胸的主要手段为胸腔穿刺抽脓，胸腔闭式引流和廓清术。艾滋病合并脓胸患者首选胸腔闭式引流。治疗原则为抗感染、排净脓液促进肺复张以消灭脓腔、全身给予支持治疗。

（任美欣）

参考文献

[1] 钱雪峰，宋晓超，金美娟，等.非结核性胸膜炎和脓胸患者的临床特征及病原特点分析 [J]. 中华医院感染学杂志，2018，28（8）：1199-1202.

[2] 王志强.脓胸的外科治疗进展 [J]. 中国冶金工业医学杂志，2016，33（5）：510-512.

[3] 邓新宇，赖子标.脓胸的诊疗进展 [J]. 中国医学创新，2015，12（32）：143-146.

[4] 多红英，王继春.金黄色葡萄球菌导致肺脓肿从而继发气胸 1 例报道 [J]. 疾病监测与控制，2018，12（3）：232-235.

[5] RAHMAN N M，MASKELL N A，WEST A，et al. Intrapleural use of tissue plasminogen activator and DNase in pleural infection[J]. N Engl J Med，2011，365（6）：518-526.

[6] CAMERON R，DAVIES H R. Intra-pleural fibrinolytic therapy versus conservative management in the treatment of adult parapneumonic effusions and empyema[J]. Cochrane Database Syst Rev，2008（2）：CD002312.

病例 5　艾滋病合并结核分枝杆菌感染致肠穿孔

病历摘要

【基本信息】

患者，男，34 岁，主因“发现 HIV 抗体阳性半年余，发热、腹泻 20 余天”于 2015 年 11 月 12 日入院。

患者于半年多前体检时发现 HIV 抗体初筛及确证试验阳性，HIV 序列、HIV 载量未检测，$CD4^{+}T$ 淋巴细胞计数 14/μL，当即启动 ART，方案为拉米夫定、替诺福韦、洛匹那韦利托那韦片。入院前 2 周无明显诱因出现发热、腹泻，最高体温 38 ℃，以午后及夜间为主，无畏寒、寒战、咳嗽，无咳痰、头晕、头痛等不适；大便不成形，每日 4 ～ 6 次，无黏液脓血便，无里急后重感，伴右下腹胀痛不适，当地医院给予止泻、退热等对症治疗，效果欠佳，现为进一步治疗入我院。

既往史：体健。

流行病学史：同性性接触史。

【体格检查】

体温 37.6 ℃，血压 110/65 mmHg，脉搏 90 次 / 分，呼吸 20 次 / 分。慢性病容，神志清，消瘦，浅表淋巴结未触及肿大；双肺呼吸音粗，未闻及干湿性啰音，心律齐，无病理性杂音；腹部柔韧，无肌紧张，无压痛及反跳痛。脊柱、四肢查体

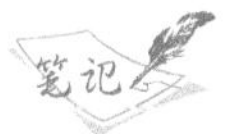

未见异常，颈软无抵抗。

【辅助检查】

血常规（2015-11-12）：WBC 4.11×10^9/L，HGB 85 g/L，PLT 272×10^9/L，N% 74.2%。CRP 48 mg/L。PCT 0.5 ng/mL。ESR 80 mm/h。

肝功能：ALT 10.1 U/L，AST 19.2 U/L，TBIL 9.9 μmol/L，DBIL 5.5 μmol/L，ALB 27.1 g/L，UREA 31.7 mmol/L，eGFR 162.1 mL/（min·1.73 m^2）。

CMV-DNA：（–）。

胸部 CT：纵隔多发淋巴结肿大，余未见异常。

腹部增强 CT：结肠肠壁水肿、增厚，余未见异常。

头颅 CT：未见异常。

肠镜检查（2015-11-15）：末端回肠及回盲部糜烂溃疡性病变（肠结核？）。

病理活检（2015-11-20）：（回肠末端）肉芽肿性炎，抗酸染色（+），符合结核伴急性炎症表现。

【诊断及诊断依据】

诊断：肠结核

获得性免疫缺陷综合征

艾滋病期

诊断依据：①患者为青年男性，有同性性接触史，外院查 HIV 初筛及确证试验阳性，$CD4^+$T 淋巴细胞计数＜200/μL，艾滋病诊断明确；②患者此次以“发热、腹泻”为主要临床表现；③查体：慢性病容，贫血貌，腹部柔韧，无压痛、反跳

痛、肌紧张，颈软无抵抗。入院查血红蛋白降低，CRP、动态红细胞沉降率升高。肠镜提示：末端回肠及回盲部糜烂溃疡性病变（肠结核）。肠病理活检：回肠末端肉芽肿性炎，抗酸染色阳性，符合结核伴急性炎。

【鉴别诊断】

（1）克罗恩病：其临床表现和X线钡餐表现有时可与肠结核相似，内镜检查克罗恩病的溃疡多为纵行、裂隙状溃疡及铺路石征，好发部位不单单局限于回盲部，常常累及多个肠段，病史相对更长，组织学检查有助于两者的鉴别。

（2）结肠癌：该病多有腹痛、腹泻、腹块及进行性消瘦等表现，发病年龄多在40岁以上，呈进行性发展趋势，消瘦、乏力等全身消耗症状比较明显，X线检查及结肠镜检查可窥见肿瘤，组织病理学检查为诊断金标准。

（3）肠淋巴瘤：患者呈免疫缺陷状态时，淋巴瘤为常见HIV相关机会性肿瘤，若淋巴瘤累及肠道，则恶化迅速。腹部包块出现较早，X线显示扩张肠段黏膜皱襞有破坏，可伴有浅表淋巴结及肝脾大，肺门淋巴结肿大，结肠镜检查、组织病理学检查有助于明确诊断。

【治疗经过】

（1）对症治疗：卧床休息，高蛋白、高热量饮食，加强营养支持，补充白蛋白，调整肠道菌群等。

（2）病原治疗：异烟肼、利福布汀、乙胺丁醇、吡嗪酰胺联合莫西沙星、阿米卡星抗结核治疗，预计疗程1～1.5年。

（3）继续ART治疗。

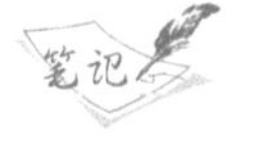

患者经上述治疗近2周，一般状况明显改善，腹泻次数减至2～3次，体温降至正常。2015年12月1日进食生冷食物后突觉腹部疼痛，以右下腹为重，呈持续性疼痛，查体肌紧张，全腹压痛、反跳痛阳性。急查立位腹平片提示：消化道穿孔可能。行手术治疗（肠穿孔修补术），给予禁食水、胃肠减压、营养支持等治疗，停口服抗结核药物，给予静脉滴注异烟肼、利福平、莫西沙星、阿米卡星抗结核治疗，并予以头孢噻肟钠舒巴坦钠联合左奥硝唑抗感染治疗，患者肠梗阻、肠穿孔症状逐渐消失，1个月后患者一般状况改善，回当地继续抗结核治疗。

【出院医嘱】

（1）高热量、高蛋白饮食，注意休息，避免劳累。

（2）继续ART，切忌漏服、错服，定期监测血常规、肝肾功能、血脂等指标。

（3）继续异烟肼、利福布汀、乙胺丁醇、吡嗪酰胺联合莫西沙星、阿米卡星抗结核治疗，定期监测血常规、肝肾功能，警惕肝损伤、周围神经炎、胃肠道刺激等不良反应。

（4）复方磺胺甲噁唑预防量2片，口服，每日1次，直至$CD4^{+}$T淋巴细胞计数升高至200/μL以上，3个月后可停药。

病例分析

结核病在AIDS患者中是较为常见的机会性感染，可侵犯全身多脏器，如肺脏、肝脏、脾脏，以及淋巴结、肠道、骨骼、中枢神经系统等，此例患者为结核分枝杆菌侵犯肠道。

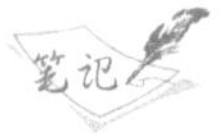

肠结核好发回盲部，其他发病部位依次为升结肠、空肠、横结肠、降结肠等处。当人体免疫功能缺陷或处于抑制状态，结核菌菌量多，可发生干酪样坏死，形成溃疡，进而成为溃疡性肠结核；而若机体免疫状况良好，感染较轻，则表现为肉芽组织增生和纤维化，成为增生型肠结核。兼有这两种病变者称为溃疡增生型或混合型肠结核。

混合型肠结核如治疗不及时，可出现肠梗阻、肠穿孔、消化道出血等严重并发症，肠结核治疗遵从“早发现、早治疗、足量、联合、足疗程”的原则，并给予营养支持，改善患者低蛋白、贫血等慢性消耗状态，如出现上述并发症，需积极联合外科，必要时行手术治疗。肠结核的抗结核治疗疗程平均 1 ～ 1.5 年，依据患者病情变化、病灶改善情况，可酌情延长疗程。

病例点评

在我国，结核病是 HIV 患者常见的合并感染。尽早明确诊断，给予积极有效的治疗是改善患者预后的关键。这里需要提醒几点：①艾滋病晚期合并结核病，通常临床特征不典型，容易形成播散性结核病，肺外结核比较多见，需要全面检查，充分评估患者病情。此患者没有进行中枢神经系统的排查，存在遗憾。②肠结核容易出现出血、穿孔和梗阻，因此要有预警机制，有防护意识，防患于未然。③ AIDS 晚期合并结核病或者重症 / 播散性结核病，应及早给予静脉的抗结核药物，甚至是扩大的联合治疗也是有必要的。④当禁食、禁水时，尽量维

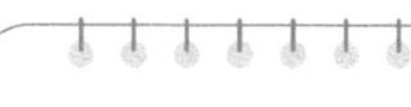

持药物治疗，权衡利弊下，可禁食、禁水不禁药，少量水送服 ART 药物，保证 ART 治疗的连续性，尽量减少 HIV 病毒载量反弹及耐药发生。

（冯丹丹）

参考文献

[1] JIANG X，LU H，ZHANG Y，et al. A cross-sectional study of HIV and tuberculosis coinfection cases in mainland China [J]. Southern Medical Journal，2008，101（9）：914-917.

[2] CORBETT E L，WATT C J，WALKER N，et al. The growing burden of tuberculosis：global trends and interactions with the HIV epidemic [J]. Archives of Internal Medicine，2003，163（9）：1009-1021.

[3] KUMARASAMY N，CHAGUTURU S，MAYER K H，et al. Incidence of immune reconstitution syndrome in HIV/tuberculosis-coinfected patients after initiation of generic antiretroviral therapy in India[J]. JAIDS Journal of Acquired Immune Deficiency Syndromes，2005，37（5）：1574-1576.

病例 6　艾滋病合并重症肺孢子菌肺炎

病历摘要

【基本信息】

患者，男，31 岁，主因“咳嗽、咳痰 1 个月，喘憋 2 周，发热 10 天”于 2017 年 11 月 27 日入院。

患者入院前 1 个月无明显诱因出现咳嗽、咳痰，痰量少不易咳出，无胸闷、气短、发热，无恶心、呕吐，无腹痛、腹泻等其他不适，就诊于当地急诊，给予“头孢类”抗生素治疗，效果欠佳。入院前 2 周患者出现喘憋、气短症状，并进行性加重，呼吸困难，10 天前开始发热，最高体温 38.6 ℃，伴畏寒、寒战。1 天前就诊于北京某医院，行胸部 CT 提示双肺广泛磨玻璃影，考虑肺孢子菌肺炎（pneumocystis pneumonia，PCP），建议完善 HIV 抗体等相关检查，患者未查，转至我院进一步治疗。

既往史：既往体健，否认过敏史。

流行病学史：同性性接触史 10 年余。

【体格检查】

体温 37.2 ℃，血压 114/65 mmHg，脉搏 112 次 / 分，呼吸 30 次 / 分，指测血氧饱和度 95%。急性病容，神志清，皮肤正常，浅表淋巴结不大，头面、五官、颈部正常；双肺呼吸音粗，未闻及干湿性啰音，双肺下界正常，叩诊呈清音；心、

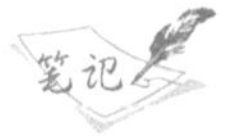

腹、脊柱、四肢查体均正常，病理征阴性。

【辅助检查】

HIV 初筛及确证试验（2017-11-27）：（+）。$CD4^{+}T$ 淋巴细胞计数 18/μL。

HIV 病毒载量：3 257 132 copies/mL。HIV 序列测定：无耐药。

动脉血气分析：pH 7.445，$PaCO_2$ 24.4 mmHg，PaO_2 58.4 mmHg，实际碳酸氢钠 16.9 mmol/L，标准碳酸氢钠 20.3 mmol/L，BE –4.8 mmol/L，血氧饱和度 91.1%，肺泡 – 动脉氧分压差 64.7 mmHg。

血常规：WBC 3.77×10^9/L，HGB 131 g/L，PLT 222×10^9/L，N% 73.2%。CRP 2 mg/L，PCT 0.05 ng/mL。

胸部 CT（2017-11-28）：双肺可见多发斑片状磨玻璃密度影，左下肺可见片状实变密度影及条索影，余未见异常。

胸部 CT 初步印象：双肺（PCP）。

盐水雾化诱导排痰：痰标本检出含有 9 个子孢子的包囊。

肝肾功能、腹部超声、心脏超声、心电图、凝血项均正常。

【诊断及诊断依据】

诊断：重症肺炎
　　　肺孢子菌肺炎 重度
　　　Ⅰ型呼吸衰竭
　　　获得性免疫缺陷综合征
　　　艾滋病期

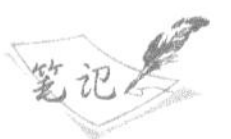

诊断依据：①患者为青年男性，有同性性接触史，HIV 抗体初筛及确证试验阳性，$CD4^{+}T$ 淋巴细胞计数< 200/μL，艾滋病诊断明确。② 此次以“咳嗽、发热、喘憋、呼吸困难”为主要临床表现，查体见呼吸急促，心率快，双肺呼吸音粗，未闻及干湿性啰音。③胸部 CT 提示双肺多发斑片状磨玻璃密度影，左下肺可见片状实变密度影及条索影，血气分析提示Ⅰ型呼吸衰竭，血氧饱和度 91.1%，肺泡 – 动脉氧分压差> 45 mmHg。④盐水雾化诱导排痰：痰标本检出含有 9 个子孢子的包囊。

【鉴别诊断】

（1）肺结核：此类患者多以午后低热为主，伴盗汗、咳嗽、咳痰，完善 T-SPOT、血培养、痰培养等检查可明确。

（2）细菌性肺炎：此类患者多有高热，咳嗽、咳痰，痰液多为黄色黏痰，CRP、PCT、白细胞、中性粒细胞百分比等炎性指标常见升高，胸部 CT 可见斑片状高密度影等，查体可闻及湿性啰音，完善血培养、痰培养等检查可进一步明确。

（3）其他感染引起的肺部疾病：患者免疫功能呈抑制状态，可合并多种机会性感染，如 CMV、EBV、隐球菌等，需完善检查以排除。

【治疗经过】

（1）对症治疗：卧床休息，氧疗，改善通气功能，注意水电解质平衡。

（2）病原治疗：积极抗 PCP 治疗，首选复方磺胺甲噁唑，片剂含磺胺甲噁唑 0.4 mg 及甲氧苄啶 0.08 mg，每日 3 次，每次 3 片（体重< 60 kg）或 4 片（体重≥ 60 kg），疗程 21 天；

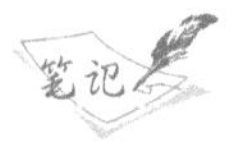

卡泊芬净首日负荷量 70 mg，次日开始 50 mg/d，疗程 14 天（强化治疗，可较快缓解患者病情）。

（3）激素治疗：甲泼尼龙 40 mg，静脉滴注，每 12 小时 1 次，连用 5 天；20 mg，静脉滴注，每 12 小时 1 次，连用 5 天；20 mg，静脉滴注，每日 1 次，连用 11 天。

（4）呼吸机辅助通气：无创呼吸机辅助通气，初始选择 S/T 模式，IPAP 6 ～ 8 cmH_2O，EPAP 4 cmH_2O，IPAP-EPAP ＞ 4 cmH_2O，逐渐增加 IPAP，一般不宜超过 14 cmH_2O。为避免出现气胸，检测患者血气等指标，及时调整呼吸机参数。

（5）ART 方案为：拉米夫定、替诺福韦、依非韦伦。

患者经上述治疗，每周复查胸部 CT，可见肺内病灶较入院时明显吸收，Ⅰ型呼吸衰竭纠正，顺利脱机，一般状况明显改善，病情平稳出院。

【出院医嘱】

（1）清淡饮食，避免劳累。

（2）继续 HARRT 治疗，切忌漏服、错服，定期监测血常规、肝肾功能、血脂等指标，警惕免疫重建炎性反应，如有发热、皮疹、肝损伤、恶心、呕吐、咳嗽、咳痰、胸闷、气短、腹痛、腹泻等不适，随时复诊。

（3）复方磺胺甲噁唑改预防量 2 片，口服，每日 1 次，直至 $CD4^+$T 淋巴细胞升高至 200/μL 以上，继续应用 3 个月后停药。

（4）每周复查胸部 CT，监测病灶吸收情况。

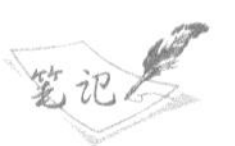

病例分析

肺孢子菌肺炎在免疫抑制、免疫缺陷人群中发病率高、病死率高，早期诊断、治疗可有效减低发生呼吸衰竭，甚至死亡的风险。患者一旦出现发热、干咳、进行性呼吸困难、胸闷、气短等不适，需警惕该病发生。对于 $CD4^+T$ 淋巴细胞低于 200/μL 的患者，常规给予复方磺胺甲噁唑（每日 2 片，口服）可有效预防 PCP 发生。

复方磺胺甲噁唑作为抗 PCP 首选药物，胜在给药便捷、患者经济负担小，但其存在消化道反应重、皮疹、肝损伤、骨髓抑制等药物不良反应风险，需监测血常规、肝肾功能等指标，必要时予以更换氨苯砜、甲氧苄啶、伯氨喹、克林霉素等替代治疗。卡泊芬净也具有抗 PCP 的作用，与复方磺胺甲噁唑联合治疗中重度 PCP，有毒性小、不良反应少等优势。

PCP 的治疗疗程，推荐 21 天，可根据患者肺内病灶吸收情况、血氧改善情况，酌情延长，但需严密观察，警惕复方磺胺甲噁唑体内蓄积，诱发严重肝损伤、皮疹等。

对于未启动 ART 治疗的 PCP 患者，建议在开始 PCP 治疗的 2 周内尽快 ART 治疗，如 PCP 治疗过程中出现严重肝损伤、中重度皮疹等严重并发症，ART 治疗时机可延长至抗 PCP 治疗结束。

病例点评

笔记

对于免疫缺陷人群，无明显诱因出现进行性呼吸困难、胸

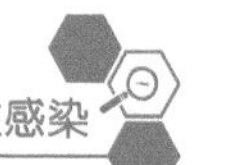

闷、气短、发热、干咳，且抗生素治疗效果欠佳时，需要高度警惕 PCP 的发生。结合动脉血气分析提示严重低氧血症，胸部 CT 可见多发磨玻璃样改变者，需尽快完善支气管灌洗液、痰涂片、痰培养寻找病原学依据，即便缺乏病原学依据，一旦高度怀疑 PCP，需早期给予治疗剂量复方磺胺甲噁唑，避免延误最佳治时间。

HIV 感染者合并 PCP 感染时，需警惕肺内混合感染，如细菌性肺炎、CMV 病毒性肺炎、肺结核等，必要时积极同时治疗细菌、病毒、结核感染，定期复查血气分析及胸部 CT，警惕感染性休克、呼吸衰竭等严重并发症发生。

（冯丹丹）

参考文献

[1] STRINGER J R，BEARD C B，MILLER R F，et a1．A new name（Pneumocystis jiroveci）for Pneumocystis from humans[J]．Emerg Infect Dis，2002，8（9）：891-896.

[2] 于晓莉，李明建，潘建亮，等 . 卡泊芬净联合复方磺胺甲噁唑治疗艾滋病合并肺孢子菌肺炎的临床效果研究 [J]. 中国急救医学，2016，36（1）：61-62.

[3] 中华医学会感染病学分会艾滋病学组 . 艾滋病诊疗指南第三版（2015 版）[J]. 中华临床感染病杂志，2015，8（5）：385-401.

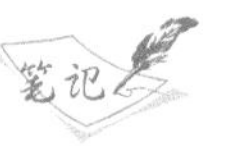

病例 7　艾滋病合并肺结核的不寻常临床表现——食管瘘

病历摘要

【基本信息】

患者，男，27 岁，主因“发现 HIV 抗体阳性 4 年余，间断发热 3 个月，进食呛咳 2 月余”收入院。

患者于 4 年多前发现 HIV 抗体初筛及确证试验阳性，$CD4^+T$ 淋巴细胞＞ 500/μL，HIV 病毒载量不详，未进行抗病毒治疗；3 个月前患者出现发热，最高体温 39 ℃，伴畏寒，咳嗽、咳痰，活动后气短、乏力。于当地医院住院，化验 $CD4^+T$ 淋巴细胞为 98/μL，肺部 CT 提示双肺散在分布片状磨玻璃影，考虑 PCP，给予抗 PCP 治疗后症状好转，但仍有间断发热。2 月余前出现进食呛咳，1 周前痰中检测出结核分枝杆菌复合群，未进行抗结核治疗，为求进一步诊治收入院。

既往史：无特殊。

【体格检查】

体温 36.6 ℃，血压 109/80 mmHg，脉搏 110 次 / 分，呼吸 23 次 / 分。神清，精神可，言语清晰；皮肤、黏膜无黄染，躯干散在陈旧皮疹，浅表淋巴结未触及肿大；颈软无抵抗，双肺呼吸音粗，未闻及散在明显干湿性啰音；心律齐，未闻及杂音；腹平软，无压痛及反跳痛，肝脾肋下未触及，移动性浊音

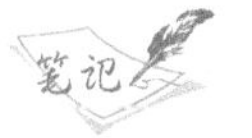

(–)，双下肢不肿，神经系统未触及异常。

【辅助检查】

血常规：WBC 3.78×10^9/L，HGB 113 g/L，PLT 269×10^9/L，N% 70.6%。

肝肾功能：正常。ESR 27 mm/h。PCT：正常。

$CD4^+$T 淋巴细胞：14/μL，$CD4^+/CD8^+$ 0.03。

结核杆菌 γ 干扰素释放试验：(–)。

结核分枝杆菌扩增荧光检测（痰）：(+)。

肺部 CT：双肺感染性病变，结核可能性大。

腹部彩超：肝内高回声性质待定，目前未探及腹水。

腹部 CT：①肝右叶后上段小囊肿；②左肾结石，双肾囊肿，双肾多发梗死灶可能。

头 MRI：①头 MRI 平扫加增强未见明显异常；②右侧蝶窦炎。

电子胃镜：食管瘘。

【诊断及诊断依据】

诊断：获得性免疫缺陷综合征
　　　艾滋病期
　　　肺结核
　　　食管瘘

诊断依据：患者为青年男性，慢性病程。患者于 4 年多前发现 HIV 抗体初筛及确证试验阳性，近期化验 $CD4^+$T 淋巴细胞 98/μL，诊断为获得性免疫缺陷综合征艾滋病期。患者间断发热，肺部提示双肺感染性病变，结核可能性大，痰中检测出

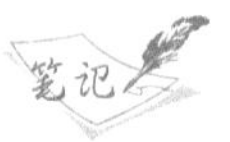

结核分枝杆菌复合群，肺结核诊断明确。患者于 2 个多月前出现进食呛咳，电子胃镜提示食管瘘。至此，患者诊断明确。

【鉴别诊断】

（1）气管、食管树胶样肿：食管梅毒疾病患者一旦树胶样肿导致气管（支气管）- 食管瘘，则也会于进食时发生呛咳。此外，还可出现食管炎和梗阻的其他症状。

（2）食管裂孔疝：胃贲门部及食管腹段或腹腔内脏经此裂孔及其旁突入胸腔，称为食管裂孔疝。疼痛是最常见的症状，多于进食后 0.5 ～ 1 小时或睡前发生，部位多位于胸骨后（中或下 1/3），剑突下或双季肋区，可向上放射到背部两肩胛间，伴有嗳气或呃逆。还可表现为胸骨后烧灼样痛、反流、反酸。X 线检查可有膈上疝囊征，膈上出现胃黏膜，下食管括约肌上升和收缩，胃食管反流等；内镜检查可见齿状线上移＞ 2 cm，食管末端狭窄的管腔增宽变直，食管下段、贲门、胃体腔口在同一纵轴上，胃液反流入食管，胃黏膜皱襞通过膈 – 食管裂孔翻入胸腔，诱导患者恶心时胃黏膜如核桃样疝入食管；食管旁疝可见胃黏膜疝囊腔随吸气、呼气而膨出和缩小，反流性食管炎表现等。

【治疗经过】

（1）抗结核治疗：口服利福布汀 0.3 g，每日 1 次；异烟肼 0.3 g，每日 1 次；乙胺丁醇 0.75 g，每日 1 次；吡嗪酰胺 1.5 g，每日 1 次；阿米卡星 0.4 g，静脉滴注，每日 1 次；左氧氟沙星 0.5 g，静脉滴注，每日 1 次。

（2）ART 治疗方案：拉米夫定 + 替诺福韦＋多替拉韦。

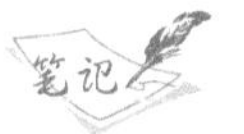

（3）患者胃镜提示食管瘘，此为引起进食呛咳的原因，予内镜下空肠营养管置入术，术后给予肠内营养支持。

经治疗，患者体温得到控制，呛咳好转，复查肺部 CT 提示双肺结核病变较前好转，纵隔感染较前好转，纵隔及双侧腋窝淋巴结部分较前减小。4 周后复查胃镜提示食管瘘已进入愈合期。

【出院医嘱】

患者病情平稳出院，嘱其出院后继续 ART 及抗结核治疗，定期复查胃镜及肺部 CT、监测肝肾功能。

病例分析

结核是 HIV 感染者最常见的机会性感染之一。正常免疫人群的纵隔淋巴结结核较少见，食管结核更为少见，可能与食管黏膜对结核杆菌有较强的抵御能力有关。食管结核包括原发性和继发性两种类型，原发性食管结核罕见。继发性食管结核的主要病因有吞咽含结核杆菌的痰液、血行播散性结核、纵隔淋巴结结核或肺部结核的直接侵犯等，多累及食管的中下段。本例为肺结核相关性食管 – 气管瘘，患者以肺结核起病，结核灶侵及食管后继发食管 – 气管瘘，其发生和发展是由肺部结核杆菌直接或间接感染食管、气管黏膜及黏膜下层组织造成穿孔所致。

肺结核继发食管瘘容易引起患者肺部、纵隔感染及气道漏气，早期诊断和及时治疗是挽救患者生命的关键。目前，常见治疗方式有胃镜下食管覆膜支架置入、纤维支气管镜引导下气

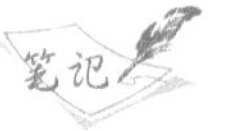

道覆膜支架置入、肠或胃替代食管瘘口修补术等。食管覆膜支架置入是目前临床最常用的一种介入治疗方式，但有相应风险，包括排斥反应、过敏反应、植入失败、支架脱落移位需手术取出、血栓性静脉炎、肺栓塞、感染、不愈合、瘘管及窦道形成等风险。本例患者采用内镜下空肠营养置入，简单经济，安全有效。患者经过 ART 和规律抗结核治疗后，病情明显缓解。

病例点评

食管结核好发于食管中段，这与气管隆嵴下淋巴组织丰富有关。因此，对于疑诊食管结核的患者，应常规行肺部 CT 检查，合并肺结核和（或）纵隔淋巴结结核对于食管结核的诊断是一个重要线索。胸骨后疼痛不适和吞咽困难是食管结核最常见的症状。该病出现吞咽困难主要是由于结核病变浸润食管壁或纵隔淋巴结肿大压迫食管所致。结核病灶侵蚀食管、气管、主动脉可导致严重并发症，如食管穿孔、食管 – 气管瘘和食管 – 动脉瘘，严重者危及生命。内镜检查对于食管结核的诊断、鉴别诊断和疗效评估有重要价值，对食管中段的病变特别是溃疡型病变鉴别诊断时应考虑食管结核的可能性，尽可能早期诊断、早期治疗。

（金爱华）

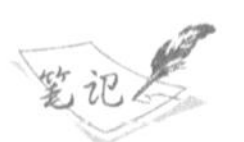

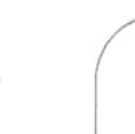

参考文献

[1] 杨力，朱晓佳，赵赛菊 . 食管结核 440 例临床与内镜分析 [J]. 中华消化内镜杂志，2012，29（12）：707-709.

[2] 蒋迎九，罗永艾，李朝先，等 . 食管结核 164 例临床分析 [J]. 中国防痨杂志，2002，24（4）：197-199.

[3] 李雪芹，贾翠宇，赵大伟 . AIDS 并发肺部播散性结核伴食管瘘一例 [J]. 放射学实践，2012，27（9）：1032-1033.

病例 8　艾滋病合并急性心肌炎、心力衰竭

病历摘要

【基本信息】

患者，男，19 岁，主因“发现 HIV 抗体阳性 14 天，发热、气短 5 天”收入院。

患者于 14 天前发现 HIV 抗体初筛阳性（试纸），确证试验阳性，化验 $CD4^{+}T$ 淋巴细胞 302/μL，$CD4^{+}/CD8^{+}$ 0.07，未行抗病毒治疗；5 天前患者无明显诱因出现高热，体温最高 41 ℃，无畏寒、寒战，伴少量咳嗽，痰少不易咳出，伴头晕，伴活动后气短，无鼻塞流涕，无咽痛，无咯血，无胸痛，无恶心、呕吐，无腹胀、腹痛，无皮疹，无尿频、尿急、尿痛。就诊于外院，化验提示甲型、乙型流感病毒抗原阴性。血常规提示：白细胞 10.1×10^{9}/L，血红蛋白 99 g/L，血小板 17×10^{9}/L，淋巴细胞百分比 58.7%，中性粒细胞百分比 31.5%，未用药。1 天前就诊于另一家医院，化验 NT-proBNP 11 600 pg/mL，TNI 0.093 ng/mL，EB 病毒 DNA 3.5×10^{4} copies/mL，给予补液、退热、头孢曲松抗感染治疗，并输血小板 1 单位，今患者为求进一步诊治来我院。

既往史：平素健康状况良好。5 年前行包皮环切手术。

【体格检查】

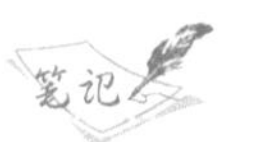

体温 39.9 ℃，血压 109/64 mmHg，脉搏 140 次 / 分，呼

吸 32 次 / 分，末梢血氧饱和度 98%。急性病容，神志清楚，精神弱，查体合作；皮肤、巩膜无黄染，无皮疹及出血点；颈部淋巴结无肿大，双肺呼吸音粗，未闻及干湿性啰音；心界增大，心律齐，心音正常，未闻及杂音；腹部平坦，无压痛、反跳痛，肝肋下未触及，脾肋下 6 cm，Murphy 征（–），肠鸣音 4 次 / 分，双下肢无水肿。神经系统查体（–）。

【辅助检查】

血常规：WBC 4.02×10^9/L，HGB 90 g/L，PLT 12×10^9/L，N% 30.6%。

肝功能：ALT 32.5 U/L，AST 108 U/L，TBIL 12.3 μmol/L，ALB 26 g/L。

血生化：尿素 8.02 mmol/L。肌酐：95.8 μmol/L。

凝血项：PTA 77%，凝血酶原国际标准化比率为 1.19 。

乳酸 2.46 mmol/L。甘油三酯 2.78 mmol/L。

HIV 病毒载量：892 434 copies/mL。

$CD4^+$T 淋巴细胞：92/μL，$CD4^+/CD8^+$ 0.27。

B 型氨基端利钠肽原 14 703 pg/mL。肌酸激酶 1757 U/L，肌酸激酶同工酶 2.59 ng/mL，肌红蛋白 616 ng/mL，肌钙蛋白 I 1.648 ng/mL。血清同型半胱氨酸 21.9 μmo/L，乳酸脱氢酶 677 U/L，肌酸激酶 1213.9 U/L，缺血修饰白蛋白 84.7 U/mL。

ESR 6 mm/h。CRP 74.8 mg/L。铁蛋白＞ 2000 ng/mL。

PCT 14.76 ng/mL。

乙肝、丙肝、CMV-IgM、弓形体 -IgM、EBV-IgM、人细小病毒 B19-IgM 均为（–）。

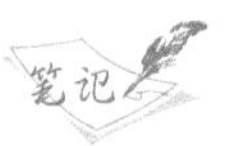

CMV-DNA ＜ 500 copies/mL，EBV-DNA 测定（血液）1.797×10^4 copies/mL。

心脏超声：EFE 48%，心功能减低，室壁运动欠协调，心包积液。

心电图：窦性心律，QTc 间期延长。

腹部 CT 增强扫描：①脾大；②腹、盆腔积液。

胸部 CT：心包积液，左侧胸腔积液伴左下肺膨胀不全，左肺下舌段炎症。

病理：（腹股沟）HIV 相关淋巴结病，EB 病毒感染。

分子病理结果：EBER（+）。

免疫组化结果：CD3（+），CD20（+），CD21（显示 FDC 网），CD45RO（+），CD79a（+），Ki-67（阳性细胞主要位于副皮质区），BCL-6（–），CD10（–），MUM1（+），CD5（+），CD7（+），CD4 阳性细胞少于 CD8 阳性细胞。

【诊断及诊断依据】

诊断：病毒性心肌炎
心功能不全
EB 病毒感染
获得性免疫缺陷综合征
艾滋病期

诊断依据：患者为青年男性，急性病程。14 天前发现 HIV 抗体初筛及确证试验阳性，入院后化验 $CD4^+T$ 淋巴细胞 92/μL，诊断获得性免疫缺陷综合征艾滋病期明确。有活动后气短，5 天前无明显诱因出现高热，化验血常规见三系减少，中性粒细胞百分比降低，淋巴细胞百分比升高，NT-proBNP、

肌钙蛋白明显升高，血 EBV-DNA 3.5×10^4 copies/mL，外周血涂片可见异型淋巴细胞，考虑 EB 病毒感染、传染性单核细胞增多症、病毒性心肌炎、心功能不全诊断明确。

【鉴别诊断】

（1）风湿性心肌炎：风湿性心肌炎是风湿热的重要表现之一，其发病与链球菌感染有关，发病前多有链球菌感染史，如扁桃体炎、咽炎、猩红热等，多发于学龄儿童和青春期，风湿性心肌炎主要表现为奔马律。心电图可见 PR 间期延长，心脏受累部位包括心内膜、心肌和心包，故称全心炎，以心内膜受累最多见，尤其是二尖瓣和主动脉瓣。

（2）扩张性心肌病：该病可有乏力等不适，有心脏扩大的体征，心电图可有特征性表现，心脏彩超可以查出有心脏扩大；而病毒性心肌炎有病毒感染前驱病史。

（3）肥厚性心肌病：与病毒性心肌病鉴别需要依靠心电图、心脏彩超等检查肥厚性心肌病的心脏彩超，能够发现心肌不对称的肥厚。

【治疗经过】

（1）对症支持治疗：卧床休息，避免活动，给予辅酶 Q10、生脉饮、维生素 C、葡萄糖酸钙营养心肌，控制入量在 1500 ～ 2000 mL，限制液体输注速度。

（2）抗 EBV 治疗：给予更昔洛韦 300 mg 静脉滴注抗 EBV 治疗，疗程 4 周左右。

（3）患者高热，降钙素原等感染指标明显升高，存在严重血液感染，给予美罗培南 1 g，每 8 小时 1 次抗感染治疗，疗

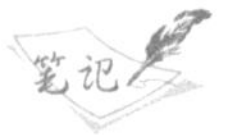

程 2 周左右。

（4）请友谊医院血液科会诊，考虑诊断传染性单核细胞增多症，不能除外淋巴瘤，给予甲泼尼龙冲击、白介素 -11 及重组人血小板生成素皮下注射升血小板、丙种球蛋白 10 g，每日 1 次静脉滴注 1 周。

（5）ART 治疗：多替拉韦 + 洛匹那韦利托那韦片 + 艾博卫泰。

患者经积极升血小板、营养心肌、抗 EB 病毒、激素、丙种球蛋白、抗感染、 ART 治疗，病情短暂好转后再次出现恶化，后期外周血涂片可见原幼样细胞，完善 PET-CT，并请友谊医院血液科会诊，考虑四期淋巴瘤细胞白血病不除外，建议如符合手术条件可脾切送病理明确诊断，但患者心脏功能差，经手术麻醉科联合外科评估患者麻醉及手术风险，考虑脾切手术风险高，则仅行腹股沟淋巴结活检，病理提示 HIV 相关淋巴结病、EB 病毒感染。最终，患者血小板进行性下降，心力衰竭加重，末期出现肝肾功能损伤，多器官功能衰竭，抢救无效临床死亡。

病例分析

病毒性心肌炎是指病毒感染引起的心肌局限性或弥漫性的急性或慢性炎症病变，属于感染性心肌疾病，临床表现轻重不同。根据典型的前驱感染病史、相应的临床表现，以及心电图、心肌损伤标志物、超声心动图显示的心肌损伤证据考虑该诊断。目前无特异性治疗方法，治疗主要针对病毒感染和心肌炎症。患者常在发病前 1 ～ 3 周有上呼吸道或肠道感染史，表

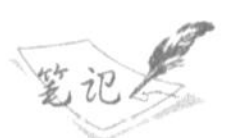

现为发热、全身酸痛、咽痛、倦怠、恶心、呕吐、腹泻等症状，然后出现心悸、胸闷、胸痛或心前区隐痛、头晕、呼吸困难、水肿，甚至发生 Adams-Stokes 综合征；极少数患者出现心力衰竭或心源性休克。在考虑病毒性心肌炎诊断的同时，应除外 β 受体功能亢进、甲状腺功能亢进、二尖瓣脱垂综合征及影响心肌的其他疾病，如冠心病、结缔组织病、代谢性疾病、克山病、药物及毒物等所致的心脏损伤。在治疗方面，无特异性治疗，主要针对病毒感染和心肌炎症，应尽早卧床休息，减轻心脏负荷，进食易消化和富含蛋白质的食物。急性心肌炎时应用自由基清除剂，包括静脉或口服维生素 C、辅酶 Q10、维生素 B、ATP、肌苷、环磷腺苷、细胞色素 C、丹参等。当出现心源性休克、心力衰竭、缓慢性心律失常和快速心律失常时进行相应对症治疗。本例患者病毒性心肌炎、心功能不全诊断明确，其主要由于 EB 病毒感染引起，经营养心肌、抗 EB 病毒等治疗，心功能有所好转；但患者重度免疫缺陷，合并淋巴瘤可能性大，后期快速进展为多器官功能衰竭。该病多预后不良，患者终因疾病进展抢救无效死亡。

病例点评

很多病毒都可能引起心肌炎，其中以肠道病毒包括柯萨奇 A、B 组病毒及 ECHO 病毒、脊髓灰质炎病毒等为常见，尤其是柯萨奇 B 组病毒占 30% ～ 50%。此外，人类腺病毒、流感、风疹、单纯疱疹、脑炎、肝炎（A、B、C 型）病毒及 HIV 等都能引起心肌炎。病毒性心肌炎的发病机制为病毒的直接作

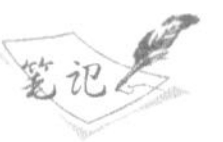

用，包括急性病毒感染及持续病毒感染对心肌的损伤；病毒介导的免疫损伤作用，主要是 T 细胞免疫及多种细胞因子和一氧化氮等介导的心肌损伤和微血管损伤。这些变化均可损伤心脏功能和结构。病毒性心肌炎患者临床表现取决于病变的广泛程度和部位，轻者可无症状，重者可出现心力衰竭、心源性休克和猝死。

（金爱华）

参考文献

[1] 王阶，姚魁武，张文娟，等 . 中医内科常见病诊疗指南（西医疾病部分）病毒性心肌炎 [J]. 中国中医药现代远程教育，2011，9（18）：148-150.

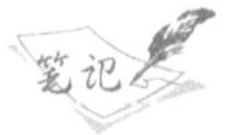

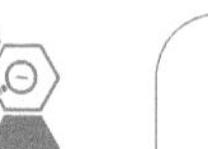

病例 9　艾滋病合并结核性脑膜炎

病历摘要

【基本信息】

患者，男，29 岁，主因“发热伴头痛 1 周，发现 HIV 抗体阳性 2 天，神志不清 1 天”入院。

患者于 1 周前无明显诱因出现发热，体温最高 39 ℃，夜间为著，伴头痛，无畏寒、寒战，无咳嗽、咳痰、呼吸困难，无恶心、呕吐，无腹胀、腹泻，无关节肿痛、皮疹、黑便，自服“蒲地蓝口服液”及“尼美舒利”退热效果不佳。2 天前就诊于某市人民医院，查血常规、凝血、肝肾功能、电解质、血脂均正常，CRP 77.9 mg/L，HIV 抗体初筛阳性，确证试验未归，予对症及头孢类抗生素治疗，体温仍波动于 38 ℃左右。1 天前家属发现其寡言少语、答非所问、间断自言自语，言语胡乱无意义，同时无法自行行走，为进一步诊治收入我科。

既往史：体健，有同性性行为史。

家族史：家族无精神类疾病史。

【体格检查】

体温 37.2 ℃，血压 139/87 mmHg，脉搏 63 次 / 分，呼吸 18 次 / 分。精神欠佳，寡言少语，构音清晰，应答不切题，定向力障碍，无法按照特定指令完成相应动作，间断自言自语，言语无意义，左颈部、左锁骨上及双侧腹股沟可触及数枚蚕豆

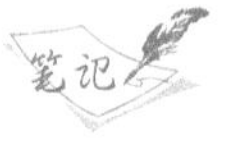

大小淋巴结，质地硬，活动度尚可，局部无破溃。神经系统查体无法配合，余心、肺、腹查体阴性。

【辅助检查】

血常规：WBC 7.88×10^9/L 、N% 86.7%、HGB 137 g/L、PLT 225 $\times10^9$/L。

外周血：隐球菌抗原、弓形体 IgM 及 IgG 抗体均（–）；CMV-DNA 及 EBV-DNA 均（–）。

ESR 95 mm/h，CRP 19.8 mg/L。

电解质：钠 132 mmol/L，氯 97.6 mmol/L。

$CD4^+$T 淋巴细胞 5/μL，HIV 病毒载量 258 790 copies/mL。

脑脊液：压力 300 mmH_2O，细胞总数 0.367 $\times10^9$/L，潘氏试验（+），葡萄糖 0.08 mmol/L，氯 110.4 mmol/L，蛋白 1780 mg/L；抗酸染色（+），结核分枝杆菌扩增荧光检测（+）；隐球菌墨汁染色、普通细菌涂片及染色、巨细胞病毒定量及弓形虫抗体检查均为（–）。

肝肾功能、尿便常规、降钙素原正常。

头颅 MRI：右侧顶叶可见一 2 cm×3 cm 高回声占位。

【诊断及诊断依据】

诊断：结核性脑膜炎

获得性免疫缺陷综合征

艾滋病期

诊断依据：患者 HIV 抗体初筛及确证试验阳性，HIV 载量＞ 5000 copies/mL，$CD4^+$T 淋巴细胞＜ 200/μL，获得性免疫缺陷综合征艾滋病期诊断明确。此次因发热伴头痛、神志不清

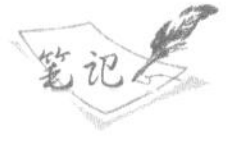

入院，脑脊液检查结果提示细胞数及蛋白含量增高、抗酸染色及结核 PCR 阳性，故结核性脑膜炎诊断明确。

【鉴别诊断】

（1）隐球菌性脑膜炎：临床主要表现包括发热、渐进性头痛、精神和神经症状。颅内压增高往往比较常见，头痛、恶心、呕吐较激烈。诊断依靠临床表现或感染部位培养，或者病理发现病原体。该患者外周血及脑脊液隐球菌抗原均阴性，脑脊液墨汁染色亦阴性，故暂不考虑本诊断。

（2）弓形虫脑病：临床表现为发热伴局灶或弥漫性中枢神经系统损伤。头颅 CT 呈单个或多个低密度病灶，增强扫描呈环状或结节样增强，周围一般有水肿带。磁共振成像表现为颅内多发长 T_1 和长 T_2 信号，影像学检查有助于诊断，确诊依赖脑组织活检。根据本患者头 MRI 结果，暂不考虑本诊断。

（3）巨细胞病毒性脑炎：临床表现为神经精神改变，昏睡、精神错乱、意识模糊、迟钝、失语、视力障碍、无力、癫痫发作、面瘫等。诊断依赖于脑脊液或者脑组织 PCR 进行 CMV-DNA 的检测。本患者脑脊液 CMV-DNA 阴性，故暂除外本诊断。

【治疗经过】

患者获得性免疫缺陷综合征艾滋病期结核性脑膜炎诊断明确，立即予异烟肼 0.6 g，每日 1 次静脉滴注 + 利福平 0.45 g，每日 1 次静脉滴注 + 乙胺丁醇 0.75 g，每日 1 次口服 + 吡嗪酰胺 1.5 g，每日 1 次口服 + 阿米卡星 0.4 g，每日 1 次静脉滴注 + 莫西沙星 0.4 g，每日 1 次静脉滴注 + 利奈唑胺 600 mg，每

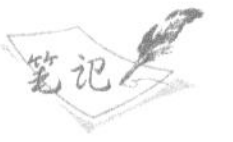

12 小时 1 次静脉滴注抗结核治疗，予地塞米松 20 mg，每日 1 次（0.3 mg/kg）静脉滴注抑制炎症反应及减轻脑膜粘连，予甘露醇 250 mL，每 8 小时 1 次静脉滴注脱水降颅压。抗结核治疗 2 周时，患者神志较前好转，头痛症状减轻，复查腰穿脑脊液压力及检查均较前明显好转。根据患者目前情况，上级医师评估后决定应尽快开始抗病毒治疗，遂启动多替阿巴拉米片口服抗病毒治疗，同时调整利福平为利福布汀 0.3 g，每日 1 次口服抗结核治疗。

患者精神恢复正常，计算力、定向力好，应答切题，复查腰穿脑脊液压力恢复正常，抗结核治疗 4 周后予地塞米松逐渐减量 [0.1 mg/（kg·w）]，患者病情好转出院。

【出院医嘱】

嘱出院后每 2 周监测血常规、肝肾功能，每 3 个月复查腰穿脑脊液压力及头 MRI。

病例分析

HIV 感染是结核病发病的独立危险因素，HIV 感染者潜伏结核感染进展为结核病的风险较 HIV 阴性者显著增加。结核病是 HIV 感染者最常见的机会性感染之一，也是艾滋病患者死亡的主要原因之一。结核性脑膜炎为结核分枝杆菌侵袭蛛网膜下隙而导致的以脑膜炎为主的非化脓性炎症反应，该病常累及蛛网膜、脑实质及脑血管等。

1. 结核性脑膜炎的诊断

（1）影像学检查：发病早期 CT 不能反映其病理改变，特

笔记

征性改变为脑膜炎渗出物质累及脑膜表层、脑脊液间隙及相关神经血管组织。结核性脑膜炎的 MRI 表现具有特征性，能为临床诊断提供依据，主要包括强化的脑膜炎症、脑膜增厚及脑实质中粟粒性结节的特殊信号改变，病灶多位于颅底。

（2）脑脊液检测：特征性病理改变包括细胞数量增多主要以单核细胞为主，蛋白升高，糖及氯化物降低。GeneXpert MTB/RIF 是一个检测临床标本中结核分枝杆菌聚合酶链反应的商业检测系统，这个检测系统在 2010 年被 WHO 采纳，推荐作为一线诊断试验。通过 Ziehl-Neelsen 染色法可直接在脑脊液中检测出抗酸杆菌，且采用常规的培养方法发现结核分枝杆菌仍被认为是结核性脑膜炎的诊断金标准。

2. 结核性脑膜炎的治疗

如果结核分枝杆菌对一线抗结核药物敏感，则使用异烟肼 + 利福平（或利福布汀）+ 乙胺丁醇 + 吡嗪酰胺进行 3 个月的强化期治疗，续贯异烟肼 + 利福平（或利福布汀）进行 6 个月的继续期治疗。关于 HIV 感染者结核病抗结核治疗的疗程目前尚存在争议。中枢神经系统结核病疗程应该延长为 9 ～ 12 个月。

研究显示，辅助使用激素有助于提高结核性脑膜炎患者的生存率。治疗结核性脑膜炎的激素使用方法如下：地塞米松在前 2 ～ 4 周用量为 0.3 ～ 0.4 mg/（kg·d），后每周减量 0.1 mg/（kg·d），直至 0.1 mg/（kg·d），之后改为 4 mg/d，再按照每周减量 1 mg，总疗程 12 周。结核性脑膜炎治疗中建议应用激素，但目前尚无研究比较不同剂量和疗程的激素使用的疗效和不良反应的差异，因此，激素使用的最佳剂量和疗程尚待探索。

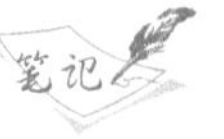

3. 抗病毒治疗时机

$CD4^+T$ 淋巴细胞计数＜ 50/μL 的患者，建议在抗结核治疗 2 周内开始 ART；$CD4^+T$ 淋巴细胞计数≥ 50/μL 的患者，建议在抗结核治疗 8 周内行抗病毒治疗。中枢神经系统结核病者 ART 的最佳开始时间尚待研究，临床研究提示早期启动 ART 可能会增加不良反应和病死率，早期启动 ART 需慎重，因此，建议此类患者适当推迟启动 ART 的时间，不推荐在抗结核治疗 8 周内启动 ART，如较早开始 ART，则需密切注意病情变化或咨询相关专家。

4. 抗病毒治疗方案

利福霉素是短程抗结核治疗方案中的基本药物，但是利福霉素与常用抗 HIV 药物，即蛋白酶抑制剂（protease inhibitor，PIs）和非核苷类逆转录酶抑制剂（non-nucleoside reverse transcriptase inhibitors，NNRTIs）之间存在相互作用。利福平或利福布汀均可与核苷类逆转录酶抑制剂（nucleoside reverse transcriptase inhibitor，NRTIs）合用，利福布汀可以与 PIs 或 NNRTIs（除地拉韦定）合用，但在某些合用方案中利福布汀和抗病毒药物的剂量需要进行调整。

5. 结核相关免疫重建炎症综合征的诊断和处理

结核相关免疫重建炎症综合征（Tuberculosis-associated immune reconstitution inflammatory syndrome，TB-IRIS）诊断的参考标准：

（1）艾滋病患者接受 ART 后，结核病的临床症状出现恶化。

（2）这种临床症状加重与新的机会性感染、HIV 相关肿瘤、药物不良反应、耐药或治疗失败无关。

（3）ART 后 HIV 载量下降和（或）$CD4^{+}T$ 淋巴细胞计数增加。

艾滋病患者出现 TB-IRIS 可导致病情加重甚至死亡，在开始 ART 前先完成结核强化期的治疗可以减少因免疫重建导致的 TB-IRIS。近年来有研究表明，早期 ART 有助于降低病死率，因此，除结核性脑膜炎外，对于艾滋病合并结核病患者均主张尽早接受 ART。IRIS 通常具有自限性，对于轻度的 IRIS 患者可使用非甾体类解热镇痛药物；对重度 IRIS 患者可使用泼尼松 [1.25 mg/（kg·d）] 治疗 2 ～ 4 周，后逐渐减量，在 6 ～ 12 周将激素逐渐减量至停用。

6. 随访

抗结核治疗后的疗效评估和随访与非 HIV 感染者相同，由于患者同时接受 ART，建议进行更为密切的随访和观察。每月应对患者服用抗结核药物的耐受性、依从性、疗效及不良反应进行评价。

病例点评

艾滋病合并结核性脑膜炎是可危及生命的常见机会性感染之一，早期、足量抗结核治疗对逆转病情可起到至关重要的作用。病程中应密切监测患者颅内压情况，避免引起脑疝而加速患者死亡。在抗病毒治疗方面，指南建议抗结核治疗 4 周时启动 ART，但根据我科的临床经验，对于病情危重者，应尽早

（2 周内）启动 ART，这对提高患者生存率有重要意义。

（王　茜）

参考文献

[1] 秦珍，许莉，迟凤丽 . 结核性脑膜炎的诊断和治疗进展 [J]. 中国现代药物应用，2016，10（18）：286-287.

[2] 中华医学会感染病学分会艾滋病学组，中华医学会热带病与寄生虫学分会艾滋病学组 . HIV 合并结核分枝杆菌感染诊治专家共识 [J]. 中华临床感染病杂志，2017，10（2）：81-90.

[3] AIDSINFO A. Guidelines for the use of antiretroviral agents in HIV-1-infected adults and adolescents[EB/ OL]. [2013-07-01]，http：//www. natap. org/213/IAS/glchunk_10.pdf.

[4] 姚源蓉，罗新华 . 结核性脑膜炎的诊断及其研究进展 [J]. 临床内科杂志，2017，34（11）：737-739.

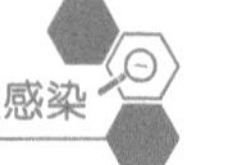

病例 10 少见的艾滋病合并噬血细胞综合征

病历摘要

【基本信息】

患者，男，27 岁，主因“发现淋巴结肿大，间断发热 1 月余”于 2018 年 11 月 24 日收入院。

患者于1个多月前无明显诱因出现发热，最高体温40.0 ℃，伴有畏寒、寒战，无咳嗽、咳痰，无腹痛、腹泻等。自觉耳后淋巴结肿大，自服阿莫西林 2 天无好转。于当地诊所输注克林霉素及头孢类抗生素 20 余天，仍无明显好转。2 天前就诊于保定市某医院，检查发现谷丙转氨酶、谷草转氨酶明显升高，血常规三系减低，PCT 47 ng/mL，给予亚胺培南抗感染及保肝、营养支持等治疗，同时发现 HIV 抗体及确证试验阳性，$CD4^{+}T$ 淋巴细胞计数 3/μL，为进一步治疗收入我院。

既往史：体健，否认烟酒嗜好，否认药物服用史。

【体格检查】

体温 36.8 ℃，血压 115/66 mmHg，脉搏 112 次 / 分，呼吸 20 次 / 分，SpO_2 98%。神志清，精神弱。口唇无发绀，耳后、腋窝、腹股沟可触及肿大淋巴结，黄豆大小，质韧，无明显触痛；口腔可见白斑，双肺呼吸音粗，未闻及明显干湿性啰音，心律齐，心音有力，未闻及杂音，腹软，无压痛及反跳痛，肝

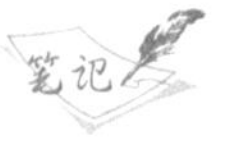

脾肋下未触及，肠鸣音 3 次 / 分，双下肢无水肿。

【辅助检查】

血常规：WBC 4.25 × 10^9/L，N% 83.5%，HGB 81 g/L，PLT 41 × 10^9/L。

肝功能：ALT 575.1 U/L，AST 1715.3 U/L，TBIL 57.9 μmol/L，DBIL 57.3 μmol/L，ALB 13.6 g/L。

肾功能：CREA 72.9 μmol/L，UREA 6.89 mmol/L。

乳酸 6.88 mmol/L，CRP 167.60 mg/L，PCT 19.92 ng/mL。

真菌（1-3）-β-D 葡聚糖 184.9 pg/mL，可溶性曲霉菌抗原（–），隐球菌抗原（–）。

血培养（2018-11-26）：马尔尼菲蓝状菌。

【诊断及诊断依据】

诊断：播散性马尔尼菲蓝状菌感染

获得性免疫缺陷综合征

艾滋病期

诊断依据：患者为青年男性，急性起病，以发热、淋巴结肿大为主要表现，肝功能异常，贫血，血小板减低，感染指标明显升高。血培养回报马尔尼菲蓝状菌生长。HIV 抗体阳性，$CD4^+$T 淋巴细胞计数 3/μL。

【鉴别诊断】

（1）再生障碍性贫血：多有发热、感染、出血、贫血，外周血三系减少，骨髓增生极度低下，肝、脾、淋巴结不大，网织红细胞不高，骨髓无巨核细胞。需完善骨穿检查进一步鉴别。

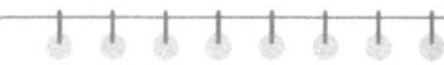

（2）骨髓恶性克隆性疾病：白血病细胞浸润是白血病的主要临床特点，伴随肝脾淋巴结肿大、骨痛、贫血和血小板减少。外周血检查三系减少，涂片可见白血病细胞。骨髓象分类符合白血病诊断标准。该患者外周血涂片未见白血病细胞，可除外。

（3）严重感染引起的三系减少：最常见的是重症结核病和严重的全身细菌感染性疾病如败血症。该例患者合并严重播散性马尔尼菲蓝状菌感染，故需进一步鉴别。

【治疗经过】

患者入院后完善相关检查，考虑患者细菌感染指标明显升高，肺部感染存在，给予美罗培南抗感染治疗，同时加强补液、营养支持等对症治疗。治疗 2 天后血培养回报马尔尼菲蓝状菌生长，故给予两性霉素 B 首剂 5 mg，第 2 天 25 mg，第 3 天 30 mg，并以 30 mg 维持治疗，疗程 14 天，14 天后改为伊曲康唑 200 mg，每日 2 次维持治疗；但治疗过程中患者血小板快速下降，最低降至 5×10^9/L。进一步完善骨穿检查，可见噬血现象。完善噬血细胞综合征相关检查，甘油三酯 1.73 mmol/L，纤维蛋白原 0.81 g/L，血清铁蛋白 1809 ng/mL，血浆可溶性 CD25 369 U/mL，自然杀伤细胞（natural killer cell，NK cell）活性 30%。结合患者发热、脾大、三系血细胞减少，请血液科会诊，考虑噬血细胞综合征诊断明确。给予激素及丙种球蛋白冲击治疗，病程中出现消化道出血，但止血治疗效果不佳，家属放弃治疗自动出院。

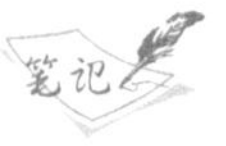

病例分析

噬血细胞综合征是以在骨髓或淋巴组织中出现异常增多的组织细胞 / 巨噬细胞且伴有活跃的吞噬自身细胞现象为特点的临床综合征。其临床表现为发热、肝脾大、外周血细胞减少、肝功能异常及凝血功能异常等。根据其病因不同可分为原发性噬血细胞综合征和继发性噬血细胞综合征两大类，原发性噬血细胞综合征主要指家族性噬血淋巴细胞增生症，是一种少见的常染色体隐性遗传病；继发性噬血细胞综合征可由感染和肿瘤导致。

2004 年对噬血细胞综合征的诊断标准进行了修订。1991 年提出的 5 条指导原则仍是中肯的：①发热；②脾大；③血细胞减少（外周血二系或三系减少）；④高甘油三酯血症和（或）低蛋白血症；⑤骨髓、脾脏或淋巴结中发现噬血细胞。此外，还引入了另外 3 条标准：⑥低 NK 细胞活性或 NK 细胞活性缺乏；⑦低纤维蛋白原血症；⑧可溶性白细胞介素 -2 受体水平升高。这为噬血细胞综合征的实验室诊断提供了很大的帮助。

临床上对于反复发热，伴有肝脾、淋巴结大的病例，在早期完善骨髓检查是十分必要的。继发性噬血细胞综合征的病原学检测尚存在困难，但积极寻找继发性因素，给予有针对性的治疗，对于改善预后仍然是非常重要的。该患者接受了积极 ART 恢复免疫重建及抗马尔尼菲蓝状菌感染的治疗，以期达到早期抑制其难以控制的淋巴细胞和巨噬细胞活性的目的。

1994 年国际组织细胞协会提出的治疗方案包括化学治疗和免疫治疗，方案为地塞米松 10 mg/m^2，连用 2 周后剂量减半，

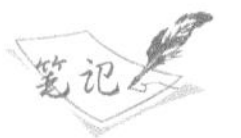

以后每 2 周再减半量，9 周内减停；VP-16 150 mg/m^2，每周 2 次，用 2 周后减为 150 mg/m^2，每周 1 次，用 6 周；CAS 6 mg/（kg·d），分 2 次口服，共 8 周。如有中枢神经系统症状可行腰穿 + 鞘内注射治疗。

患者为重度免疫抑制人群，在播散性马尔尼菲蓝状菌感染基础上，发生噬血细胞综合征，因此，考虑艾滋病本身及马尔尼菲蓝状菌感染为其可能的感染诱发因素，且患者处于免疫抑制状态，病情复杂，预后较差。治疗方案为：积极 ART、抗真菌治疗，给予地塞米松 15 mg、5 天，同时给予丙种球蛋白 20 g、5 天。遗憾的是，临床未能有效控制病情进展。

病例点评

继发性噬血细胞综合征通常与感染或肿瘤相关，该患者严重免疫缺陷，合并复杂机会性感染，是发生噬血细胞综合征的高危因素。结合患者临床表现，患者存在发热、脾大、三系血细胞减少，进一步完善骨穿检查，若骨髓可见噬血现象，噬血细胞综合征诊断成立。针对该类患者，当发现患者存在长期发热、血常规三系减低的情况时，应当及早完善骨穿及噬血细胞综合征相关检查，以免延误诊断。

对噬血细胞综合征的治疗，首先应针对病因积极治疗，该患者针对病因接受了积极 ART 恢复免疫重建及抗马尔尼菲蓝状菌感染的治疗。其次应对症治疗，可给予激素联合丙种球蛋白，如情况允许可加用细胞毒药物。本例患者虽接受了激素及丙种球蛋白治疗，但病情进展迅速，未能有效控制。

（仵永枫）

笔记

参考文献

[1] 噬血细胞综合征中国专家联盟，中华医学会儿科学分会血液学组．噬血细胞综合征诊治中国专家共识 [J]. 中华医学杂志，2018，98（2）：91-95.

病例 11　HIV 感染合并阿米巴结肠炎

病历摘要

【基本信息】

患者，男，55 岁，主因“间断腹痛伴发热 3 周余，发现 HIV 抗体阳性 2 周余”入院。

患者于 3 周余前无明显诱因出现右上腹痛，为阵发性钝痛，数小时后可自行缓解，程度轻，可耐受。伴发热、畏寒、寒战、纳差，体温最高 39.5 ℃，服用退热药物后可好转。偶有腹泻，为不成形稀便，每日 3 ～ 5 次，无血便、里急后重，无恶心、呕吐，无胸闷、呼吸困难等。2 周余前至当地医院完善相关检查提示“HIV 抗体初筛试验阳性”，腹部增强 CT 示“升结肠近段肠腔内肿块，考虑恶性肿瘤，病变肠周多发肿大淋巴结；肝内多发结节肿块，考虑转移瘤可能性大；肝门多发肿大淋巴结”，考虑升结肠癌伴肝转移可能，给予抗感染、保肝、退热及对症治疗（具体用药不详）。2 周前自行服用索拉非尼治疗，后腹痛略缓解，无发热。4 天前患者再次出现发热，性质同前，伴干咳，于我院门诊完善血常规示：白细胞计数 7.25×10^9/L，中性粒细胞百分比 50.6%，C- 反应蛋白 71.3 mg/L，HIV 抗体初筛试验阳性，为进一步诊治收入院。患者自发病以来，食欲差，精神尚可，二便正常，体重减轻 3 kg。

既往史：既往体健。否认同性性接触史。否认疫区生活史。

【体格检查】

体温 37.9 ℃，血压 110/70 mmHg，脉搏 82 次 / 分，呼吸 19 次 / 分。神志清，精神可，全身浅表淋巴结未触及肿大，双肺呼吸音清，心律齐，未闻及杂音，腹软，肝区叩痛，Murphy 征（–），肝脾肋下未触及，移动性浊音（–），右下腹可触及一大小约 10 cm 肿物，边界清，可移动，轻触痛，双下肢无水肿，病理征未引出。

【辅助检查】

血常规：WBC 7.25 × 10^9/L，HGB 147 g/L，N% 50.6%，LY% 38.8%。

便常规：红细胞偶见，潜血（+）。

肝功能及血生化：ALT 36.6 U/L，AST 35.3 U/L，总胆红素 10.6 μmol/L，白蛋白 29.6 g/L，肌酐 74.6 μmol/L。

PCT 0.14 ng/mL。

HIV 确证试验（+）。$CD4^+$T 淋巴细胞 448/μL，$CD4^+$/$CD8^+$ 0.18。

胸部增强 CT：双肺下叶少许炎症伴胸膜增厚。

尿常规、凝血功能、肿瘤标志物、T-SPOT、结核菌培养及涂片等未见异常。

【诊断及诊断依据】

诊断：结肠占位：升结肠癌？

肝占位：肝转移癌？

获得性免疫缺陷综合征

无症状期

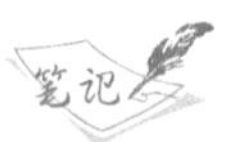

诊断依据：患者为中老年男性，因“间断腹痛伴发热3周余，发现HIV抗体阳性2周余”入院，查体发现右下腹肿物，伴有肝区叩痛，外院完善腹部CT提示升结肠占位、恶性可能；肝内多发结节肿块，考虑转移瘤可能性大。HIV抗体阳性，获得性免疫缺陷综合征诊断明确，结合相关病史及查体，考虑结肠占位、肝占位性质待查，结肠癌伴肝转移不除外。

【鉴别诊断】

（1）结肠癌：好发于直肠与乙状结肠交界处，早期可以没有任何症状。中晚期可表现为腹胀、腹痛、排便习惯改变、黏液便或黏血便，多伴有贫血、低热、乏力、消瘦等症状。晚期可出现肝、肺转移的相关临床表现。该患者以腹痛、腹泻、发热来诊，腹部CT提示结肠占位、肝占位，恶性不除外，便常规提示偶见红细胞，潜血试验阳性，应高度警惕该病可能。但患者一般情况尚可，无贫血，肿瘤标志物未见异常，诊断依据不充分，可完善结肠镜及肝穿刺检查辅助诊断。

（2）肠结核：肠结核好发于回盲部，常有上腹或脐周隐痛，排便后可略缓解。大部分患者伴有糊样便，无里急后重及黏液或脓血便，偶有腹泻与便秘交替、腹部包块。患者多伴有长期低热、盗汗、乏力、消瘦等全身症状。在AIDS患者中结核杆菌感染率较高。患者有腹痛、腹泻、发热等症状，查体可触及腹部包块，HIV初筛试验阳性，腹部CT提示结肠及肝占位，病变肠周及肝门部多发肿大淋巴结，应警惕结核杆菌感染可能；但患者$CD4^{+}T$淋巴细胞数量尚可，无长期低热、盗汗、消瘦等全身症状，亦无肺结核等肠外结核的临床证据，需病理结果辅助诊断。

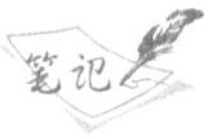

（3）阿米巴结肠炎：起病缓慢，全身中毒症状轻，可有腹痛、腹泻、腹部包块等，大便呈暗红色果酱样，有特殊腥臭，含血及黏液，可伴有肠外并发症，其中以肝脓肿最常见。患者全身症状轻，病变同时累及结肠及肝脏，便常规提示偶见红细胞，不能除外阿米巴感染可能；但阿米巴结肠炎发病率较低，且患者无疫区生活史，大便性状亦与该病不符，可反复检查便中溶组织阿米巴滋养体，或病变处取活体组织送病理检查辅助诊断。

【治疗经过】

入院后患者仍有发热，给予保肝、调节肠道菌群等对症治疗，患者腹部症状未见好转；完善结肠镜检查提示“结直肠多发结节样病变，予完善病理检查”，复查腹部 + 盆腔增强 CT 提示“右侧升结肠局部可见肠壁增厚范围约 92 mm × 51 mm × 84 mm，增强扫描可见强化，周边多发肿大淋巴结影，恶性可能性大；肝内多发占位，较大者 29 mm × 22 mm，边界清，增强扫描病灶周边似可见晕样强化，结合超声考虑转移不除外”（图 11-1），患者外院腹部 CT 提示肝占位较前变化不大，且我院腹部 CT 未见肝占位明显强化，结合患者全身情况尚可，考虑肝恶性占位诊断依据不充分，建议行穿刺活检，家属拒绝。完善 HIV 确证试验结果为阳性，予加用多替拉韦、恩曲他滨替诺福韦抗病毒治疗，后患者结肠镜病理回报：结肠回盲部、升结肠、肝区溃疡及炎性坏死，其中升结肠内可见阿米巴滋养体，考虑阿米巴结肠炎；横结肠、降结肠及直肠部位黏膜组织活动性慢性炎症；故予加用甲硝唑 0.5 g/d 静脉滴注抗阿米巴

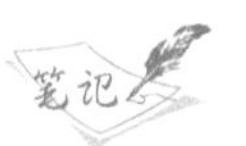

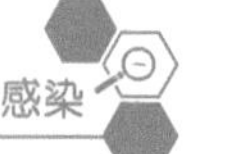

治疗，3 天后患者腹痛逐渐缓解，发热好转，要求出院，嘱患者于外院继续静脉滴注甲硝唑治疗。

【随访】

2 周后，患者无发热，症状明显缓解，复查腹部 CT 提示“结合临床，升结肠阿米巴炎较前明显好转，右侧升结肠局部远端肠壁稍增厚，范围约 36 mm × 30 mm，肝多发低密度灶较前好转，较大者 20 mm，边界清”（图 11-2）。予换用甲硝唑口服治疗共 3 个月，后停用，复查腹部 CT 提示“结合临床，升结肠阿米巴肠炎较前好转，右侧升结肠局部远端肠壁稍增厚，范围较前明显减小，肝多发类圆形低密度灶较前好转，较大者 15 mm，边界欠清”（图 11-3），患者未诉不适。

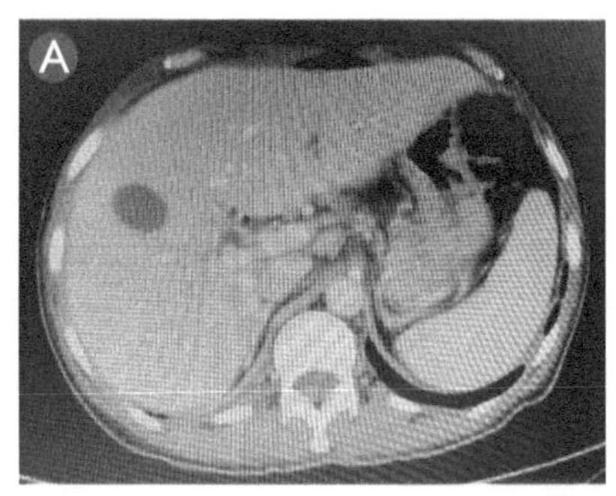

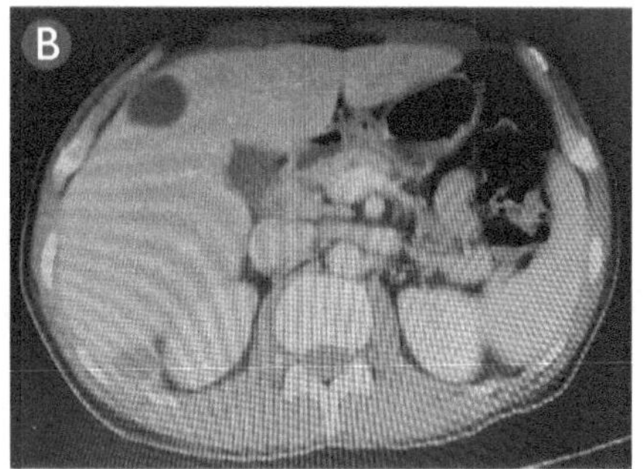

图 11-1　腹部增强 CT（2019-1-19）

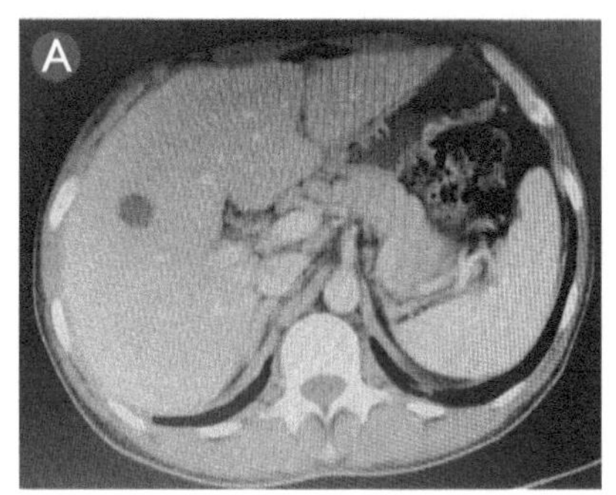

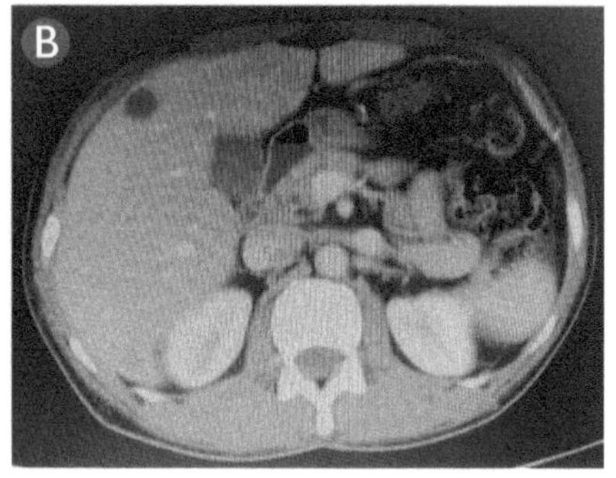

图 11-2　腹部增强 CT（2019-3-20）

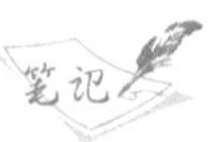

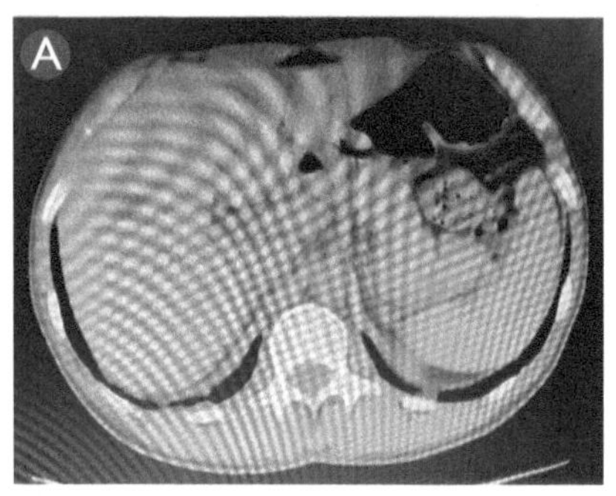
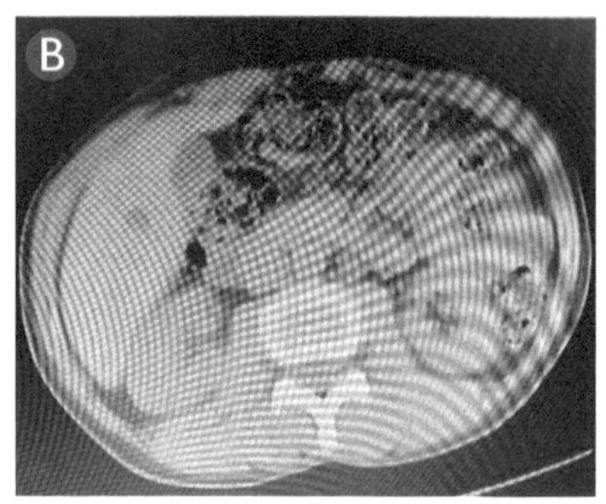

图 11-3　腹部增强 CT（2019-5-20）

病例分析

阿米巴结肠炎是由溶组织阿米巴原虫引起的肠道寄生虫性疾病，表现为无症状的携带状态或严重的痢疾，主要累及近端结肠和阑尾，亦可侵袭全结肠。典型的临床表现有腹痛、腹泻、里急后重、排果酱样大便等症状，严重者可出现肠出血、肠穿孔及弥漫性腹膜炎，当播散至肝脏、肺脏和脑等器官时，可出现肠外的临床表现。其发病与气候、卫生条件、经济状况等有很大关系，我国自 20 世纪 80 年代后，阿米巴结肠炎的发病率已大大降低，尤其在北方城市更为少见。部分阿米巴肠病患者为无症状型，轻型急性阿米巴痢疾患者可仅表现为腹痛、腹泻，无典型的果酱样大便症状，故此病的临床误诊率较高。

本患者临床表现为腹痛、腹泻及发热，外院影像学检查提示结肠及肝脏占位。临床上多首先考虑结肠癌、肝转移癌等发病率较高的疾病，但患者一般情况尚可，且肿瘤标志物未见异常，与上述诊断不符。另外，患者 HIV 感染明确，当患者免疫系统受损后，结核菌及其他病原菌的感染率明显升高，故不能

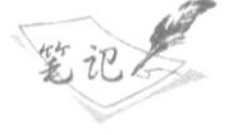

排除各种感染性疾病，如肠结核等，但患者感染指标未见明显升高，结核菌相关检查亦无明显异常，诊断依据不充分。予完善结肠镜下病理检查提示可见阿米巴滋养体，给予甲硝唑治疗效果较好。因患者否认疫区接触史，且无典型的果酱样大便症状，不易想到该诊断，故临床中遇到类似患者时，应注意反复完善便原虫镜检，必要时可在病变处取活体组织送病理检查，进一步确定其性质。

病例点评

阿米巴结肠炎在临床并非罕见，但多发生于经济欠发达地区，呈地方性流行，这导致临床中对该病认识不足。在诊断方面，可完善血中阿米巴原虫抗体检查；粪便、脓液或血清中溶组织阿米巴滋养体 DNA 分析；粪便中找阿米巴滋养体或包囊；肠道病变活检等辅助诊断，活检组织中见阿米巴滋养体可以确诊阿米巴性结肠炎。但有时由于受活检部位的影响或对阿米巴滋养体特点不熟悉，可能找不到滋养体，导致误诊、漏诊。对于长期腹痛、腹泻的患者，应仔细询问病史，鉴别诊断应全面，避免临床思维模式固化。

（孙亚男）

参考文献

[1] 卢滔，方敏，彭春仙，等．阿米巴肠病一例并文献复习 [J]. 中华临床感染病杂志，2017，10（2）：139-140，149．

[2] 张威，宋太平，魏淑娥，等．阿米巴痢疾误诊原因分析及避免误诊的措施 [J]. 中国肛肠病杂志，2011，31（10）：73-74.

病例 12　HIV 感染合并 CMV 视网膜炎

病历摘要

【基本信息】

患者，男，32 岁，自由职业者，主因“HIV 抗体阳性 7 年余，视物模糊 4 个月”于 2019 年 2 月 19 日入院。

患者于 7 年余前体检发现 HIV 抗体初筛及确证试验阳性，未进一步诊治及抗病毒治疗。4 个月前患者无明显诱因出现左眼视物模糊及视力下降，伴有视野缺损，不伴眼红、眼痛、头晕、耳鸣等症状。于当地传染病医院查 $CD4^+$T 淋巴细胞计数为 80/μL，当地诊断为“CMV 视网膜炎”，给予静脉滴注更昔洛韦治疗 20 余天，后改为更昔洛韦口服至今，患者自觉视力未见明显好转。2 个月前患者开始应用多替拉韦 + 艾博卫泰抗病毒治疗，同时自觉右眼视力下降伴有视野缺损，症状逐渐加重，现为进一步诊治就诊于我院。门诊以“视物模糊原因待查”收入我科。患者自发病以来精神可，食欲正常，大小便正常，体重无明显变化。

既往史：既往体健，否认手术、外伤史；否认药物过敏史。

流行病学史：有同性性接触史。

【体格检查】

体温 36.4 ℃，血压 135/91 mmHg，脉搏 83 次 / 分，呼吸

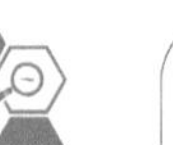

21 次 / 分。神志清，精神可。全身皮肤、巩膜未见黄染，未见出血点、淤斑。心肺腹查体未见异常。

专科查体：右眼远视力 0.3，矫正视力 1.0，左眼远视力 0.3，矫正不提高。眼压：右眼 12 mmHg，左眼 12 mmHg。双眼结膜无充血，双眼角膜清亮，前房中深，Tyn（–），KP（–），双眼瞳孔等大、正圆，直接及间接对光反射灵敏，双眼晶状体（–）。眼底检查可见左眼视网膜局部黄白色渗出伴片状出血，周边视网膜血管呈白线状改变。眼底荧光血管造影可见视网膜斑驳状强荧光团块伴荧光遮蔽，周边视网膜血管闭塞（图 12-1）。

【辅助检查】

血常规、尿常规、便常规、肝功能、肾功能、电解质、凝血均未见异常。

巨细胞病毒 IgM，IgG：（+）。CMV-DNA（血）1.85×10^3 copies/mL。CMV-DNA（房水）1.24×10^4 copies/mL。

$CD4^+$T 淋巴细胞 53/μL。

HIV 病毒载量 161 copies /mL。

眼底图片见图 12-1。

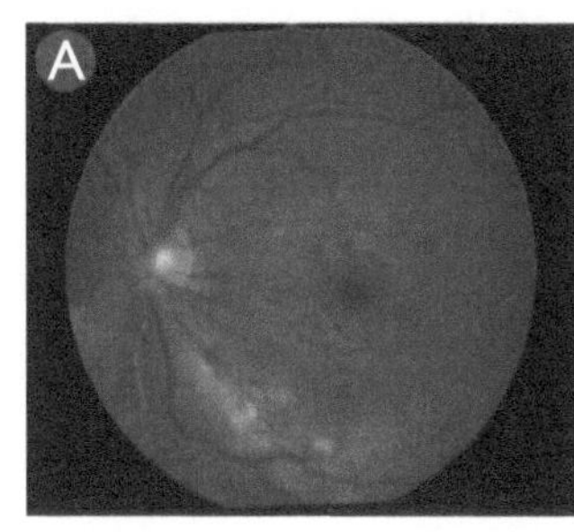

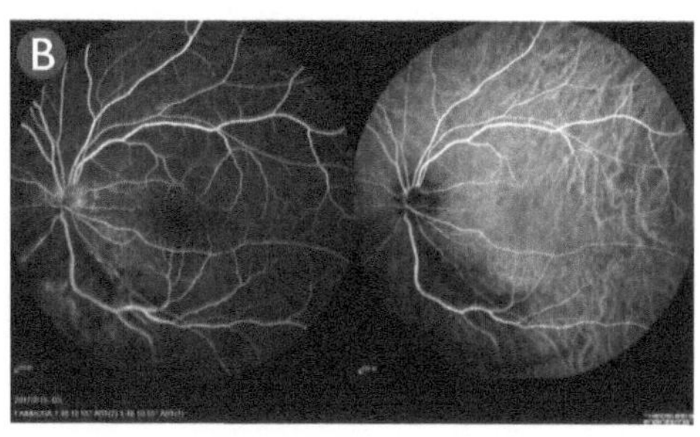

A. 血管管壁着染，广泛渗漏，随着时间延长渗漏逐渐增加；坏死灶的强荧光；B. 血管闭塞引起的无灌注。

图 12-1　眼底 FFA+ICG 检查

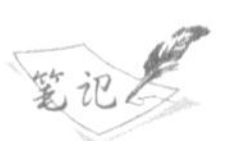

【诊断及诊断依据】

诊断：获得性免疫缺陷综合征

艾滋病期

CMV 视网膜炎

诊断依据：①获得性免疫缺陷综合征艾滋病期。患者为青年男性，有高危性行为史。HIV 抗体初筛及确证试验阳性，$CD4^+$T 淋巴细胞 53/μL，有 CMV 病毒感染，故上述诊断明确。② CMV 视网膜炎。患者为青年男性，HIV 感染病史 7 年余，临床表现为一侧视物模糊 4 个月，之后出现双眼受累。入院后查血清 CMV-DNA 阳性，穿刺房水检测到 CMV-DNA 阳性。目前考虑上述诊断。

【鉴别诊断】

（1）HIV 视网膜微血管病变：见于 50% ～ 70% HIV 感染者，主要表现为棉絮斑，多见于视网膜后极部，一般 4 ～ 6 周后可自行消失，是视网膜毛细血管前动脉炎症性阻塞，引起神经纤维层局灶性缺血、缺氧、轴浆流阻滞，神经纤维水肿变性而形成的。

（2）急性视网膜坏死综合征：目前认为该病是一种由病毒感染（主要为水痘 - 带状疱疹病毒和单纯疱疹病毒感染）引起的眼部疾病，其典型表现为视网膜坏死、以视网膜动脉炎为主的视网膜血管炎、中度以上的玻璃体混浊和后期发生的视网膜脱落。检测特异性的抗水痘 - 带状疱疹病毒和单纯疱疹病毒的 IgG 抗体有利于该病的诊断。

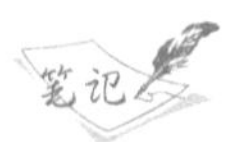

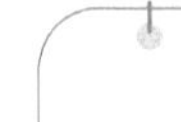

【治疗经过】

入院后请眼科会诊，行眼底检查明确诊断为“CMV 视网膜炎”，治疗方案采用全身 + 局部治疗。具体方案为：更昔洛韦注射液 300 mg[5 mg/（kg·d）]，每 12 小时 1 次，静脉滴注；或膦甲酸钠注射液 3 g，每 8 小时 1 次，静脉滴注，诱导期 2 ～ 3 周。之后更昔洛韦 1 g，每日 3 次，口服维持治疗。眼科行双眼玻璃体腔磷钾酸钠药物注射，每周 1 次，连续 3 次，后病情好转出院。

【出院医嘱】

建议患者出院后继续口服更昔洛韦，至少持续 3 ～ 6 个月，无活动性病变且 ART 后 $CD4^+T$ 淋巴细胞计数增长至 100/μL 以上时可考虑停抗 CMV 药物。此后每 3 个月进行 1 次眼科检查以监测复发。若 $CD4^+T$ 淋巴细胞计数低于 100/μL 时应再次启动抗 CMV 治疗。

病例分析

CMV 又称涎病毒，属人疱疹病毒科 β 亚科。AIDS 患者 CMV 的感染率较高，尤其在 $CD4^+T$ 淋巴细胞计数低于 50/μL 时。感染 CMV 病毒可表现为视网膜炎、肺炎、脑炎、肝炎、胃肠道病变等，其中 CMV 视网膜炎是 AIDS 患者眼部最常见的机会性感染，CMV 视网膜炎已成为艾滋病患者主要致盲原因。临床症状有眼前漂浮物、畏光、视野缺损、视力下降甚至丧失。早期 CMV 视网膜炎可表现为血管旁棉絮斑伴有斑片状散在出血。进展期眼底改变表现为视网膜广泛变白，出现边界不

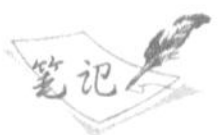

清的黄白色颗粒状浸润灶或灰黄色大片视网膜坏死灶，视网膜病变色泽较灰暗，同时可伴有出血和血管炎。晚期可见纤维胶质瘢痕及继发视网膜脱落。建议 $CD4^{+}T$ 淋巴细胞＜ 50/μL 的艾滋病患者，无论有无眼部症状都应常规进行眼底检查。明确诊断为 CMV 视网膜炎的患者除了进行玻璃体内药物注射外，仍应考虑全身治疗，因为全身治疗在预防对侧眼球受累方面明显有益。

病例点评

CMV 视网膜炎通常是单眼起病，但若未得到及时的治疗，对侧眼通常受累及。该病例患者因未及时就诊，最终导致双眼受累。CMV 视网膜炎治疗方案：推荐眼内局部用药，以快速达到眼内的有效药物浓度，同时需要联合全身抗病毒治疗。对于 AIDS 患者，及早地进行抗病毒治疗，提高 $CD4^{+}T$ 淋巴细胞计数，重建免疫功能是避免 CMV 视网膜炎发生的关键因素。

（任　艳）

参考文献

[1] 许英，陈淼，陈颖．巨细胞病毒性视网膜炎的诊治进展 [J]. 国际流行病学传染病学杂志，2018，45（2）：133-136.

[2] 中华医学会感染病学分会艾滋病丙型肝炎学组，中国疾病预防与控制中心．中国艾滋病诊疗指南（2018 版）[J]. 传染病信息，2018，31（6）：481-499，504.

[3] 邵玲，杜敏，付淑凤，等．玻璃体腔注射更昔洛韦治疗巨细胞病毒性视网膜炎的疗效观察 [J]. 中华眼科医学杂志（电子版），2015，5（6）：30-34.

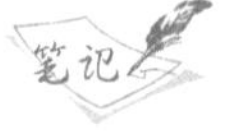

第二章 艾滋病与相关肿瘤

病例 13 艾滋病合并非霍奇金淋巴瘤

病历摘要

【基本信息】

患者，男，41 岁，主因“发热伴肌肉酸痛 14 天，发现 HIV 抗体阳性 4 天”入院。

患者于 14 天前无诱因出现发热，多于下午 5 点出现低热，体温最高达 38.5 ℃，可自行降至正常，发热同时伴双侧臀部、双上臂酸胀感，严重时影响行动，于贵州省某医院就诊。鼻

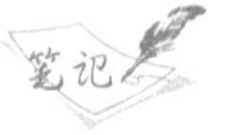

旁窦 CT：口咽左侧占位并周围组织受累，颈部多发淋巴结肿大。腰椎 MRI：骶椎、髂骨及胸、腰、骶椎椎体多发异常强化。胸部 CT：双肺少许纤维化，纵隔及双侧腋窝散在小淋巴结，脂肪肝。全身骨扫描：下颌骨左侧区、右侧第 9 肋及右季肋区肋骨、左侧股骨显像剂异常摄取。支气管镜：右侧声带息肉、咽喉部陈旧性血黏液、气管及双侧支气管未见出血点。胃镜：十二指肠炎、慢性非萎缩性胃炎伴胆汁反流、真菌性食管炎？对症治疗效果欠佳。期间发现 HIV 抗体初筛及确证试验阳性，为进一步诊治入院。

既往史：既往身体健康。

【体格检查】

体温 37.8 ℃，血压 132/78 mmHg，脉搏 88 次 / 分，呼吸 20 次 / 分。神志清，精神可，颈软，皮肤、巩膜无黄染；心律齐，各瓣膜区未闻及杂音；双肺呼吸音清，未闻及干湿性啰音；腹平软，无压痛、反跳痛，肝脾肋下未触及，移动性浊音（–），双下肢无明显水肿。病理征（–）。

【辅助检查】

$CD4^+$T 淋巴细胞计数：190/μL。

胃镜病理：高级别非霍奇金 B 细胞淋巴瘤。

PET-CT：①口咽部、双侧颈部、腋窝、肝脏、胃部结节影，FDG 摄取增高，符合肿瘤病变表现；双侧肱骨髓腔内、右侧桡骨髓腔内、双侧股骨髓腔内稍高密度影，FDG 摄取增高，考虑肿瘤病变；全身骨质 FDG 摄取增高，左侧第 3 肋骨局部骨质密度欠均匀。②甲状腺密度欠均匀，FDG 摄取增高。③右

侧上颌窦炎症。④右肺结节，未见 FDG 摄取增高；双肺上叶局限肺气肿，双肺下叶条索影，未见 FDG 摄取增高。⑤左侧肾上腺结节影，FDG 轻度摄取。⑥前列腺内点状钙化灶。

【诊断及诊断依据】

诊断：获得性免疫缺陷综合征

艾滋病期

高级别非霍奇金 B 细胞淋巴瘤

十二指肠炎

慢性非萎缩性胃炎

脂肪肝

声带息肉

诊断依据：患者为中青年男性，既往体健。此次急性起病，以发热、咯血、肌肉酸痛为主要表现。外院查 HIV 抗体初筛及确证试验阳性，$CD4^+$T 淋巴细胞计数＜200/μL。CT 提示口咽左侧占位并周围组织受累，颈部多发淋巴结；MRI 提示骶椎、髂骨及胸、腰、骶椎椎体多发异常强化；胃镜提示十二指肠炎、慢性非萎缩性胃炎伴胆汁反流；胃镜病理提示高级别非霍奇金 B 细胞淋巴瘤。结合患者病史、体征及辅助检查，考虑上述诊断。

【鉴别诊断】

（1）淋巴结结核：该病可表现为发热伴淋巴结肿大，可伴有结核病的盗汗、乏力、消瘦等全身症状，可完善病理检查进一步除外。

（2）慢性非特异性淋巴结炎：该病常累及颌下颈部浅层数

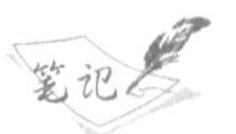

个淋巴结，体积较小，多能找到感染病灶，可完善病理检查进一步除外。

（3）慢性淋巴细胞白血病：该病可引起全身广泛性淋巴结肿大，常伴发热、出血、贫血、肝脾大。可完善外周血常规及骨髓象等检查进一步除外。

【治疗经过】

入院后经我院病理科会诊：（胃体）高级别非霍奇金B细胞淋巴瘤，符合Burkitt淋巴瘤。请血液科会诊建议开始VP方案预化疗，分别进行4个疗程R-CHOP方案化疗，并间断行鞘内注射治疗，同时启动ART抗病毒治疗（方案为：拉米夫定+替诺福韦+拉替拉韦）。经治患者体温恢复正常、症状缓解，淋巴结缩小。3个多月后患者出现吐字不清、咽部异物感，查体可见左侧扁桃体窝内肿物、下极有白色伪膜覆盖。耳鼻喉科会诊后考虑咽部淋巴瘤，建议尽快行手术治疗，避免气道梗阻风险。1周后行左侧扁桃体肿物切除+气管切开术。术后请血液科会诊评估，考虑R-CHOP方案化疗效果欠佳，建议行二线化疗方案（Hyper CVAD-B），第6个疗程化疗后，喉镜复查显示残留肿瘤组织消失。4个月复查PET-CT显示口咽左侧壁占位病变消失。血液科会诊评估考虑达到完全缓解，继续Hyper CVAD A方案与B方案交替使用2周期。第9个疗程化疗期间出现发热，最高体温达39 ℃，伴咳嗽、气短，查甲型流感病毒阳性，胸部CT提示双肺感染，考虑肺孢子菌肺炎、病毒性肺炎不除外，给予复方磺胺甲噁唑抗PCP、奥司他韦抗病毒治疗后好转。8个月后来院复查，请另一医院血液科进行化疗后评估，结果为病情完全缓解。

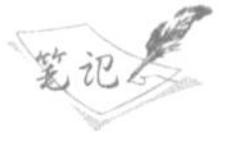

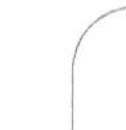

病例分析

1. 发热伴淋巴结肿大的常见病因

淋巴结结核、慢性非特异性淋巴结炎、慢性淋巴细胞白血病。

2. 艾滋病与淋巴瘤的关系

艾滋病可导致机体细胞免疫功能受损或缺陷，并发各种机会性感染及恶性肿瘤。AIDS 患者在进行 ART 前，患淋巴瘤的风险比 HIV 阴性人群高 60 ～ 200 倍。在强调 ART 时代后，艾滋病相关非霍奇金淋巴瘤（AIDs-related lymphoma，ARL）常发生于 $CD4^{+}T$ 淋巴细胞计数较高的且未行 ART 的人群。早期 ART 治疗能显著减少 ARL 的发生，目前一些 $CD4^{+}T$ 淋巴细胞水平较高的患者发生淋巴瘤与早期未行 ART 治疗密切相关。ARL 的发病机制至今不明，可能与基因突变、EBV 感染、慢性免疫激活包括 B 淋巴细胞系统的慢性抗原刺激及细胞因子的过度分泌等相关，与 HIV 阴性淋巴瘤患者相比，ARL 的恶性程度更高。ARL 的临床表现多样，却无特异性表现，多以受累部位起病，伴随发热、消瘦、盗汗症状为主。ARL 患者可有结外受累，常见的如胃肠道、中枢神经系统等。Marcelo 等的研究显示，ARL 患者中结外病变发生率为 3%。可见早期取得病理结果，有助于以结外受累起病的患者早期诊断及治疗。

3. 艾滋病合并淋巴瘤的治疗

ARL 化疗方案：国内外尚无 ARL 治疗的标准方案。目前无大规模的临床随机对照试验比较不同化疗方案对 ARL 的疗

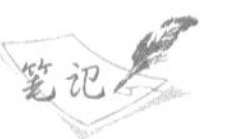

效。理论上应与无 HIV 患者采取相同的治疗，CHOP 方案是治疗弥漫性大 B 细胞淋巴瘤的经典方案，研究显示利妥昔单抗能提高 B 细胞来源的 ARL 的缓解率及患者生存率。化疗能否联合 ART 尚无定论，多数认为联合治疗安全且有效。研究显示，ARL 患者采用联合治疗后，生存期与 HIV 阴性淋巴瘤患者接近，1 年生存率可达 66%，5 年生存率可达 55%。

病例点评

该患者为 HIV 感染患者，初始 $CD4^{+}T$ 淋巴细胞＜ 200/μL，未行抗病毒治疗。以发热、咯血、肌肉酸痛为主要表现。辅助检查提示多系统受累，胃镜病理提示为高级别非霍奇金 B 细胞淋巴瘤，符合 Burkitt 淋巴瘤。确诊后启动 ART 及化疗，行 4 个疗程 R-CHOP 方案，疗效欠佳，换用二线方案 Hyper CVAD-B、Hyper CVAD-A 后获得完全缓解。患者为免疫缺陷人群，化疗过程中发生肺孢子菌肺炎及甲型流感，给予抗 PCP 及抗甲型流感病毒治疗后好转。

（王莉琳）

参考文献

[1] WILSON W H，DUNLEAVY K，PITTALUGA S，et al. Phase II study of dose-adjusted EPOCH and Rituximab in untreated diffuse large B-cell lymphoma with analysis of germinal center and post-germinal center biomarkers[J]. J Clin Oncol，2008，26（16）：2717-2724.

[2] LUZ E，MARINHO M，IVANA L，et al. Survival and prognostic factors for AIDS and non-AIDS patients with Non-Hodgkin's lymphoma in Bahia，Brazil：A

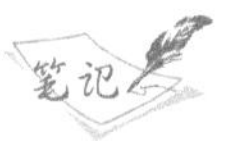

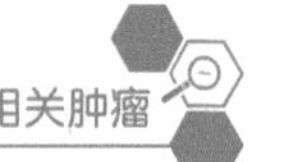

retrospective cohort study[J]. ISRN Hematology，2013，2013：904201.

[3] CORTI M，VILLAFANE M F，BISTMANS A，et al. Soft-tissue masses as presentation of non-Hodgkin's lymphoma in AIDS patients[J]. An Bras Dermatol，2013，88（4）：631-634.

[4] 李湘，邓上勤，韦晓宏 . AIDS 患者相关肺部疾病研究近况 [J]. 临床肺科杂志，2015，20（4）：735-737，746.

[5] SPARANO J A. HIV-associated lymphoma：the evidence for treating aggressively but with caution[J]. Curr Opin Oncol，2007，19（5）：458-463.

[6] SPARANO J A，LEE J Y，KAPLAN L D，et al. Rituximab plus concurrent infusional EPOCH chemotherapy is highly effective in HIV-associated B-cell non-Hodgkin lymphoma[J]. Blood，2010，115（15）：3008-3016.

[7] WEISS R，MITROU P，ARASTEH K，et al. Acquired immunodeficiency syndrome-related lymphoma：simultaneous treatment with combined cyclophosphamide，doxorubicin，vincristine，and prednisone chemotherapy and highly active antiretroviral therapy is safe and improve survival-results of the German multicenter trial[J]. Cancer，2006，106（7）：1560-1568.

[8] RIBERA J M，ORIOL A，MORGADES M，et al. Safety and efficacy of cyclophosphamide，adriamycin，vincristine，prednisone and rituximab in patients with human immunodeficiency virus-associated diffuse large B-cell lymphoma：results of a phase II trial[J]. Br J Haematol，2008，140（4）：411-419.

[9] ACHENBACH C J，BUCHANAH A L，COLE S R，et al. HIV viremia and incidence of non-Hodgkin lymphoma in patients successfully treated with antiretroviral therapy[J]. Clin Infect Dis，2014，58（11）：1599-1606.

病例 14 艾滋病合并卡波西肉瘤伴肺脓肿

病历摘要

【基本信息】

患者，男，25 岁，主因“发现皮肤结节 6 个月，HIV 抗体阳性 2 个月，发热 2 天”于 2015 年 9 月 16 日入院。

患者于 6 个月前发现鼻尖部紫红色结节，无疼痛、破溃、溢液等不适，未予重视。3 个月前鼻尖部紫红色结节逐渐遍布至颜面部、躯干及四肢，就诊于当地医院皮肤科，查 HIV 抗体阳性，确证试验阳性，皮肤紫红色结节处行皮肤活检，病理结果回报：血管源性肿瘤，考虑“卡波西肉瘤”。进一步完善检查，$CD4^{+}T$ 淋巴细胞计数 6/μL，诊断为“获得性免疫缺陷综合征、艾滋病期，卡波西肉瘤”，2015 年 6 月开始 ART 治疗，方案为拉米夫定、替诺福韦、依非韦伦，并于当地医院行“紫杉醇”化疗 1 次，全身紫红色结节较前减少。化疗后出现严重骨髓抑制，给予升白细胞、升血小板等对症治疗后改善，1 月余前颜面及上肢皮肤结节增多，近 2 日患者无明显诱因出现反复高热，最高体温 40.2 ℃，伴咳嗽、咳痰、咯血，偶有畏寒、寒战，无胸闷、气短、胸痛不适，为进一步治疗入院。

既往史：体健，有同性性接触史，否认过敏史。

【体格检查】

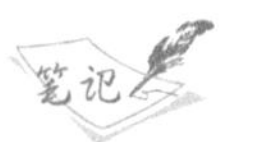

体温 39.2 ℃，血压 114/65 mmHg，脉搏 112 次 / 分，呼吸

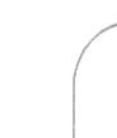

30 次 / 分。急性病容，神清，周身皮肤可见紫红色梭形结节，大小不等，以颜面部为主，浅表淋巴结不大，口腔上腭及颊黏膜可见两个紫红色结节，双肺呼吸音粗，可闻及湿性啰音，双肺下界正常，余未见阳性体征。

【辅助检查】

HIV DNA 序列测定（当地医院 2015-6-5）：未发现耐药；HIV 病毒载量 56 876 copies/mL。

皮肤活检病理回报（当地医院 2015-6-12）：（右肘）血管源性肿瘤，考虑 Kaposi 型血管内皮细胞瘤。

血常规：WBC 13.77×10^9/L，N% 87.2%，HGB 131 g/L，PLT 222×10^9/L；CRP 170 mg/L；PCT 0.4 ng/mL。

胸部 CT：右肺上叶前段胸膜下可见厚壁空洞，内壁不规则，似可见气液平，其内可见支气管影，周围可见磨玻璃影。影像示右上肺脓肿可能。

痰培养：溶血性葡萄球菌。

腹部超声、心脏超声、心电图、凝血项、肝肾功能均正常。

【诊断及诊断依据】

诊断：获得性免疫缺陷综合征

艾滋病期

卡波西肉瘤

肺脓肿

诊断依据：患者为青年男性，既往体健，有同性性接触史，当地查 HIV 初筛及确证试验阳性，$CD4^+$T 淋巴细胞计

数＜200/μL，艾滋病诊断明确。发现皮肤紫红色结节6个月，完善病理活检明确卡波西肉瘤诊断，给予紫杉醇化疗1个疗程后出现重度骨髓抑制，此次入院前出现高热，伴咳嗽、咳痰、咯血，查体见周身皮肤出现紫红色梭形结节，大小不等，以颜面部为主，口腔上腭及颊黏膜可见两个紫红色结节，双肺呼吸音粗，可闻及湿性啰音，完善胸部CT提示肺脓肿。结合病史、查体及辅助检查，考虑上述诊断。

【治疗经过】

（1）对症治疗：卧床休息、氧疗、体位引流，高蛋白、高热量饮食。

（2）病原治疗：积极抗感染治疗，入院后经验用药，给予比阿培南0.6 g，静脉滴注，12小时抗感染治疗，患者体温峰值逐渐降低；后期依据药敏，加用阿米卡星0.4 g，静脉滴注，每日1次；左奥硝唑0.5 g，静脉滴注，每12小时1次联合抗感染治疗。

（3）继续拉米夫定、替诺福韦、依非韦伦ART治疗。

（4）加强营养支持等治疗，补充能量，促进脓肿吸收。

（5）感染控制，体温正常，患者一般状况改善后，继续给予紫杉醇化疗5个疗程，化疗后出现严重骨髓抑制，给予对症治疗后缓解。患者经上述治疗，肺内病灶较入院时明显吸收，一般状况明显改善，病情平稳出院。

【出院医嘱】

（1）高蛋白、高热量饮食，注意休息，避免劳累。

（2）继续ART，定期监测血常规、肝肾功能、血脂等指标。

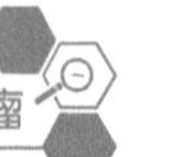

（3）院外继续氨基糖苷类＋三代头孢（头孢克肟＋阿米卡星）抗感染治疗，门诊检测血常规、CRP、PCT 等炎性指标。

（4）每 1 ～ 2 周复查胸部 CT，监测病灶吸收情况。

（5）继续复方磺胺甲噁唑 2 片，口服，每日 1 次预防 PCP，直至 $CD4^+$T 淋巴细胞计数升高至 200/μL 以上，再继续应用 3 个月后停药。

病例分析

卡波西肉瘤（kaposi's sarcoma，KS）是最常见的 HIV 相关机会性肿瘤，随着 ART 治疗的广泛使用，该肿瘤发病率明显降低。目前认为 KS 与人疱疹病毒 8 型感染、乳头瘤病毒感染相关，其典型发病部位为皮肤，发病初期表现为红色至紫红色斑，逐渐进展为丘疹、结节、斑块，大小各异，常呈对称性分布，可在皮肤上广泛播散，可伴内脏损伤及淋巴结转移，如肺脏、胃肠道，严重者可出现广泛出血。

AIDS 相关 KS 患者尽快开始 ART 治疗，能够高效抑制 HIV 复制，最大限度减少患者血中的病毒载量，提高患者免疫功能，从而改善患者 KS 的自然病程。在出现临床症状、KS 进展迅速或发生内脏转移时，需采取单独或联合化疗，在治疗初期一般采取低剂量博来霉素、阿霉素和长春新碱联合疗法，但严重骨髓抑制等不良反应限制了联合化疗的应用。大样本三期试验中，蒽环类药物（脂质体柔红霉素、脂质体阿霉素）化疗效果和联合用药相似。另外，紫杉醇同样可以起到良好的化疗效果，因其通过细胞色素 P450 途径代谢，与 ART 联用时，

紫杉醇需减量。

免疫缺陷人群行全身化疗过程中，不可避免会出现不同程度骨髓抑制，白细胞减少将增加感染风险，该患者行 KS 化疗后出现发热，完善检查明确诊断为肺脓肿。

肺脓肿是多种病因引起的肺组织化脓性病变，一旦发病，病情凶险，易发生感染性休克等致死性并发症，早期、足量、足疗程地使用有效的抗生素是其基本治疗原则。肺脓肿的治疗时间根据患者的恢复情况而定，大致疗程在 2 ～ 3 个月。

因此，AIDS 合并 KS 的患者在化疗过程中需严密监测炎性指标，定期复查胸腹部 CT，警惕肺脓肿、肝脓肿发生。

病例点评

艾滋病患者免疫功能缺陷，常合并机会性肿瘤，以 KS 最为多见，该疾病诊断主要依据病史、临床特点及皮肤活检等组织病理学检查，病理活检是诊断金标准。

早期 ART 治疗对早期、进展缓慢的 KS 治疗有效，定期观察肿瘤表现，如病灶局限，可行局部激光、冷冻的手术切除等治疗；如 KS 进展快速、累及脏器等，则需全身化疗。化疗药物往往具有骨髓抑制等不良反应，易引发感染，如 PCP、细菌感染、肺结核等。该例患者化疗后出现高热，完善检查明确诊断为肺脓肿，经过积极抗感染治疗后脓肿吸收，预后理想，顺利完成 5 个疗程化疗后，KS 缓解。如肺脓肿未及时诊治，则存在感染性休克风险，病死率高，故 KS 患者化疗过程中要严

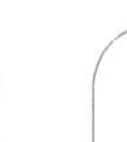

密监测炎性指标，感染一旦发生，早期发现及治疗意义重大。

（冯丹丹）

参考文献

[1] MURAHWA A T，MUCHEMWA F C，DURI K A，et al. Presence of betapapilloma virus in Kaposi sarcoma lesions[J]. J Med Virol，2014，86（9）：1556-1559.

[2] 王彦斌，韩国林，孟伟．肾移植术后并发 Kaposi's 肉瘤 [J]. 临床误诊误治，2003，16（6）：455-456.

[3] KATO H，YANAGISAWA N，SASAKI S，et al. Refractory AIDS-associated Kaposi's sarcoma treated successfully with paclitaxel：a case report[J]. Kansenshogaku Zasshi，2012，86（3）：287-290.

病例 15　艾滋病合并弥漫性大 B 细胞淋巴瘤

病历摘要

【基本信息】

患者，男，39 岁，主因“上腹痛 2 个月，发现 HIV 抗体阳性 2 周”入院。

患者于 2 个月前无诱因开始出现餐后规律上腹部疼痛，向脐周放射，进食后明显，40 分钟至 1 小时可缓解，疼痛严重时自服布洛芬止痛，伴腹泻及间断发热，体温最高 38.7 ℃，伴畏寒、咳嗽，自服退热药物体温可降至正常，病程中无呕血及黑便。曾就诊于当地医院，行胃镜检查提示十二指肠球部溃疡，恶性可能性大，病理结果待归；肠镜提示结肠炎；淋巴结超声提示双侧腋下及颈部淋巴结肿大，当地医院予对症支持治疗，病情无缓解。2 周前发现 HIV 抗体确证试验阳性，$CD4^{+}T$ 淋巴细胞 15/μL，为进一步治疗收入我科。

既往史：曾患梅毒，已行规范化驱梅治疗，痔疮切除术后 4 年，否认其他疾病史、家族肿瘤及遗传病史，有同性性接触史。

【体格检查】

体温 36.2 ℃，血压 85/63 mmHg，脉搏 84 次 / 分，呼吸 20 次 / 分。神志清，精神差，轻度脱水貌。左侧腹股沟可触

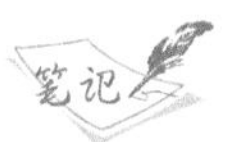

及一肿大淋巴结，质软，移动度良好。上腹部轻压痛，无反跳痛。肝脾肋下未触及，余查体阴性。

【辅助检查】

血常规：WBC 2.68 $\times 10^9$/L，N% 73.2%，HGB 81 g/L，PLT 174 $\times 10^9$/L。

尿常规：外观微混浊，胆红素（+），蛋白质（+），白细胞（+）。

肝功能：ALT 34.6 U/L，AST 45.96 U/L，TBIL 3.3 μmol/L，DBIL 2.9 μmol/L，ALB 24.9 g/L。

电解质：钾 3.26 mmol/L，钠 126.6 mmol/L，氯 97.9 mmol/L。

血气分析：pH 7.367、$PaCO_2$ 23.2 mmHg、PaO_2 137.2 mmHg。

PCT 2.42 ng/mL。ESR 69 mm/h。CRP 8 mg/L。

乳酸脱氢酶：506 U/L。

胃镜下病理：弥漫性大 B 细胞淋巴瘤。

HIV 病毒载量：322 566 copies/mL。

便常规、肾功能、凝血功能、肿瘤标志物、骨髓穿刺细胞学检查等均正常。

【诊断及诊断依据】

诊断：弥漫性大 B 细胞淋巴瘤

获得性免疫缺陷综合征

艾滋病期

结肠炎

诊断依据：患者 HIV 抗体初筛及确证试验均阳性，$CD4^+$T 淋巴细胞计数小于 200/μL，故获得性免疫缺陷综合征艾滋病期

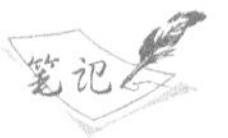

诊断明确。此次因反复上腹痛，伴腹泻、发热入院，院外完善胃镜下病理提示弥漫性大 B 细胞淋巴瘤，结合既往化验结果综合考虑，上述诊断成立。

【鉴别诊断】

（1）十二指肠球部溃疡：是指发生于十二指肠球部的消化性溃疡。该病的发生多与黏膜损伤因素增强和幽门螺杆菌感染有关。临床特征性表现为“空腹痛”。本患者主要表现为餐后痛，虽胃镜提示存在十二指肠球部溃疡，但病理明确诊断为淋巴瘤，故可除外本诊断。

（2）胃溃疡：是指发生在胃角、胃窦、贲门和裂孔疝等部位的溃疡，是消化性溃疡的一种。上腹部疼痛是该病的主要症状，多位于上腹部，也可出现在左上腹或胸骨、剑突后。常呈隐痛、钝痛、胀痛、烧灼样痛，其疼痛多在餐后 1 小时内出现，经 1 ～ 2 小时后逐渐缓解，直至下餐进食后再现上述节律。本患者症状上符合胃溃疡表现，但胃镜下未见胃溃疡，且病理明确提示为淋巴瘤，故可除外本诊断。

（3）胃癌：可发生于胃的任何部位，其中半数以上发生于胃窦部、胃大弯、胃小弯及前后壁。早期无明显症状，或仅出现上腹部不适、嗳气等非特异性症状，当肿瘤破坏血管后，可有呕血、黑便等消化道出血症状。诊断依据为内镜下发现占位性病变，最终确诊需要根据组织学检查。本患者胃镜下病理明确提示为淋巴瘤，故可除外本诊断。

【治疗经过】

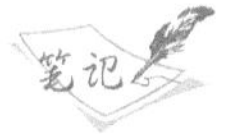

患者“获得性免疫缺陷综合征、艾滋病期，弥漫性大 B 细胞淋巴瘤”诊断明确，入院后积极予补液、补蛋白质、补电

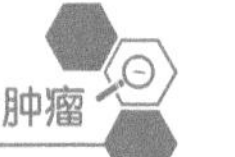

解质等对症支持治疗，予复方磺胺甲噁唑 2 片、每日 1 次口服预防肺孢子菌肺炎，一般情况好转后立即开始 ART，方案为拉米夫定 + 替诺福韦 + 多替拉韦。抗病毒治疗 2 天后开始化疗，方案为第 1 天，美罗华 500 mg；第 2 ～第 5 天，多柔比星 20 mg、依托泊苷 90 mg、环磷酰胺 0.3 g 静脉滴注；同时加强水化、碱化尿液、止吐等对症治疗，化疗结束后复查血常规、肝肾功能、凝血、心肌酶等无特殊异常，遵医嘱出院。

【出院医嘱】

嘱化疗间歇期密切监测血常规、肝肾功能，必要时给予升白细胞等对症治疗，同时继续口服复方磺胺甲噁唑及 ART 药物。

病例分析

恶性淋巴瘤是我国最常见的十大肿瘤之一。2003—2013 年，恶性淋巴瘤的发病率约为 5/10 万。弥漫性大 B 细胞淋巴瘤是非霍奇金淋巴瘤中最常见的类型，我国患病率占成人非霍奇金淋巴瘤的 35% ～ 50%，其中位发病年龄为 50 ～ 70 岁，男性略高于女性。

1. 临床表现

弥漫性大 B 细胞淋巴瘤临床表现多样，根据原发部位和病变程度有所不同。主要发生人群为中老年人，男性多于女性，最先发生于淋巴结，且易侵犯淋巴结外器官和组织，如胃肠道、皮肤、中枢神经系统、骨、睾丸、腮腺等。初起时多表现为无痛性淋巴结肿大，但淋巴结外的病变比例可达 40% ～ 60%，可以原发于任何淋巴结外组织、器官。病程呈侵

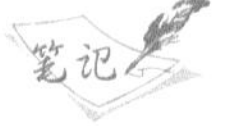

袭性，表现为迅速增大的肿物，约 1/3 患者出现发热、盗汗、体重下降、全身瘙痒和乏力症状，50% 以上患者有乳酸脱氢酶升高。

2. 病理诊断及分类

弥漫性大 B 细胞淋巴瘤的主要病理特征是大的、弥漫性生长的异常淋巴样细胞增生，而淋巴结结构基本被破坏。该病包括多种变异型、亚组和亚型。诊断应常规检测免疫组化标志物，包括 CD19、CD20、CD79a 或 PAX5、Ki-67，通常为 CD20（+）、CD79a（+）或 PAX5（+）。年龄大于 50 岁者，建议增加 EBV-EBER 检测。

3. 实验室检查

应完善血常规、肝肾功能、乳酸脱氢酶、β_2 微球蛋白、红细胞沉降率、乙肝和丙肝病毒检测，以及骨髓穿刺细胞学和（或）活检等。

4. 影像学检查

（1）CT：是淋巴瘤分期、再分期、疗效评价和随诊的最常用检查方法。无碘过敏者应尽可能采用增强 CT。

（2）MRI：对中枢神经系统、骨髓和肌肉部位的病变应作为首选。对于肝、脾、肾、子宫等实质器官病变可以选择或首选 MRI，尤其对其中不宜行 CT 增强者。可作为 CT 发现可疑病变后的进一步检查。

（3）PET-CT：除惰性淋巴瘤外，PET-CT 推荐用于有条件者的肿瘤分期与再分期、疗效监测、肿瘤残存及复发时的检查。

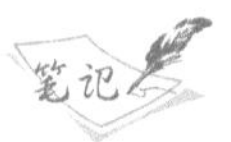

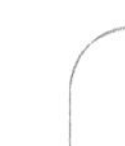

5. 治疗

治疗策略应根据年龄、分期等进行相应的调整。对高肿瘤负荷患者，可以在正规化疗开始前给予一个小剂量的前期化疗，药物包括泼尼松 ± 长春新碱，以避免肿瘤溶解综合征的发生。

（1）Ⅰ期和Ⅱ期的初始治疗：可以选择 R-CHOP 方案化疗 6 个周期 ± 局部放疗 30 ～ 60 Gy。

（2）Ⅲ期和Ⅳ期的初始治疗：采用 R-CHOP 方案化疗 6 ～ 8 个周期，每个周期为 28 天。

6. 预后指标

有 5 个独立的不良预后因素，即年龄＞60 岁、Ⅲ～Ⅳ期、结外累及部位数目＞1 个、血清乳酸脱氢酶水平＞正常上限、美国东部肿瘤协作组体能状态评分≥ 2 分。0 ～ 1 分，属于低危组；2 分，属于低中危组；3 分，属于高中危组；4 ～ 5 分，属于高危组。

7. 随访

疗效评估和随访与非 HIV 感染者相同，每个疗程化疗后须按时监测白细胞及肝肾功能，及时给予升白细胞治疗。化疗 3 ～ 4 个疗程后建议复查 PET-CT 评估疗效。总疗程结束后每 3 ～ 6 个月复查血常规、肝肾功能、肿瘤标志物、乳酸脱氢酶、β_2 微球蛋白等检查，每半年复查 CT。由于患者同时接受 ART，建议进行更为密切的随访和观察。

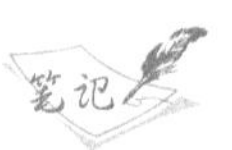

病例点评

淋巴瘤是 HIV 相关机会性肿瘤之一，多见于晚期 AIDS 患者。在 ART 前时代，AIDS 患者患淋巴瘤的风险为 HIV 阴性人群的 60 ～ 200 倍。其始发部位常常位于深部淋巴结及结外器官，临床表现复杂多样，起病隐匿，早期诊断比较困难，多数在发现时已处于肿瘤的Ⅲ～Ⅳ期，即使给予规律化疗，患者总体耐受性差，预后也不良。这提示临床医生面对异常肿大的淋巴结、溃疡性病灶需要提高警惕，尽早行病理活检明确诊断。早发现，早诊断，积极进行 ART 联合规律化疗是提高患者生存率的关键。

（王　茜）

参考文献

[1] 石远凯，孙燕，刘彤华 . 中国恶性淋巴瘤诊疗规范（2015 年版）[J]. 中华肿瘤杂志，2015，37（2）：148-158.

[2] 陶琨，朱雄增，徐薇苓，等 . 弥漫性大 B 细胞淋巴瘤的临床病理和免疫组织化学特征 [J]. 中华病理学杂志，2002，31（2）：112-115.

[3] 张利娟，王凤玮 . 弥漫性大 B 细胞淋巴瘤的治疗进展 [J]. 中华临床医师杂志（电子版），2014，8（11）：2127-2132.

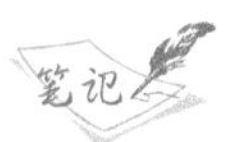

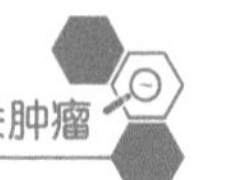

病例16 艾滋病合并 Castleman's 病继发噬血细胞综合征

病历摘要

【基本信息】

患者，男，58 岁，主因“发现 HIV 抗体阳性 7 年，乏力 1 月余，发热 4 天”于 2018 年 6 月 15 日入院。

7 年前患者发现 HIV 抗体初筛及确证试验阳性，初始 $CD4^+T$ 淋巴细胞计数约 40/μL，初始病毒载量不详，抗病毒方案为齐多夫定 + 拉米夫定 + 依非韦伦，2 年前因轻度贫血更换抗病毒方案为替诺福韦 + 拉米夫定 + 依非韦伦。近 1 个月感乏力明显，当地医院化验提示中至重度贫血，血小板减低，原因未明。间断发热，体温 37 ～ 38 ℃，伴多发浅表淋巴结肿大，为明确病因收入我科。

既往史：7 年前曾诊断为肺结核，规律抗结核治疗 2 年余，方案为 HRZE（异烟肼 + 利福平 + 吡嗪酰胺 + 乙胺丁醇）。可疑淋巴结结核 3 年余，分别于 2014 年、2016 年口服异烟肼 + 利福布汀抗结核治疗 6 个月。

【体格检查】

神志清楚，贫血貌，全身多处浅表淋巴结肿大，心律齐，双肺呼吸音低，腹软，无压痛及反跳痛，肝脾触诊不满意，双下肢轻度水肿。

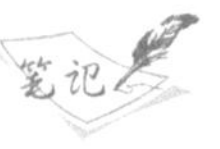

【辅助检查】

$CD4^+$T 淋巴细胞：150/μL；HIV 病毒载量低于检测下限。

血常规：WBC 3.01 × 10^9/L，HGB 40 g/L，PLT 7 × 10^9/L。

血生化 + 血脂：TG 3.8 mmol/L，铁蛋白＞ 2000 μg/L。

CRP ＞ 150 mg/L，PCT 2.3 ng/mL，Coombs 试验（+）。

G 试验：（+）。

骨髓形态学：红系增生明显活跃；可见噬血现象，浆细胞反应性增高，血涂片提示轻度感染，巨核细胞系统产板不良。

【诊断及诊断依据】

诊断：获得性免疫缺陷综合征
艾滋病期
发热淋巴结肿大，性质待查
淋巴结结核？
淋巴瘤？
肺结核
肺部感染，真菌感染？
噬血细胞综合征？

诊断依据：患者为中老年男性，获得性免疫缺陷综合征艾滋病期，病史 7 年，以发热、重度贫血、血小板减少及反复浅表淋巴结肿大为主要临床表现。7 年前曾诊断出肺结核，规律抗结核治疗 2 年余，方案为 HRZE。可疑淋巴结结核 3 年余。

【鉴别诊断】

（1）淋巴瘤：常发生于某一组淋巴结，然后向他处转移，也可一发病即出现全身淋巴结肿大，通常无痛，伴有长期发

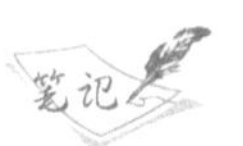

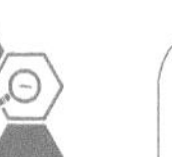

热。淋巴瘤通过淋巴结活检才能确定诊断。有时需多次活检才能确诊。

（2）淋巴结结核：既往有肺结核，主要累及锁骨上淋巴结，也可见于腋窝、纵隔淋巴结，肿大淋巴结初期较硬，无压痛，PPD 皮试阳性，抗结核治疗有效，支持淋巴结结核的诊断，立行活检可以确诊。

（3）成人 Still 病：可有轻度无痛性淋巴结肿大。临床特点是间歇性发热、皮疹、关节肿痛、咽痛、白细胞数＞ 10×10^5/L，红细胞沉降率增快。对肿大的淋巴结进行活检对该病的鉴别诊断有帮助。

【治疗经过】

患者外周血三系下降明显，炎性指标升高，G 试验阳性，初步考虑血常规变化可能与感染有关，考虑细菌感染合并真菌感染，加用抗细菌及抗真菌药物治疗。患者 Coombs 试验阳性，须进一步除外自身免疫性溶血性贫血。免疫球蛋白水平升高，须除外淋巴瘤等恶性血液系统疾病。患者反复淋巴结肿大，既往结核病史明确，此次发病期间有低热、夜间盗汗、淋巴结肿大等表现，考虑淋巴结结核不除外，当地医院已予抗结核治疗，故入院后续贯用药。

予上述抗感染治疗同时完善血液科会诊，予丙种免疫球蛋白静脉滴注 3 天，患者血常规无明显改善，予停用丙种球蛋白。结合当前化验及检查结果回报，考虑患者为惰性淋巴细胞增生性疾病基础上发生的噬血现象可能性大，建议予地塞米松 15 mg，每日 1 次，连用 5 天，同时积极明确原发病诊断。遵会诊意见予激素抗感染后患者血常规较前有所恢复。此时高度

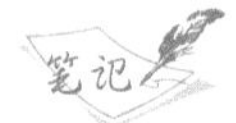

怀疑患者存在继发性噬血细胞综合征，但诊断依据尚不充分。进一步送外检检测 NK 细胞活性及 sCD25 水平。患者应用激素治疗后血常规有所恢复，再次请血液科会诊评估，考虑此次发病外周血三系下降为原发病基础上发生的噬血现象可能性大，患者有结核病基础，继续应用激素存在结核播散风险，建议停用激素，尽快明确原发病诊断，对因治疗。后患者再次出现高热，体温 38 ～ 39.5 ℃，畏寒、无寒战，复查血常规提示 WBC 计数未见升高，血红蛋白再次降至 50 g/L，血小板计数降至 7×10^9/L，CRP 及 PCT 持续升高，且肝肾功能异常，病情迅速恶化。此时外检结果回报：NK 细胞活性减低；sCD25 升高，进一步支持噬血细胞综合征诊断。同时右侧腹股沟淋巴结活检结果提示：Castleman 病。免疫组化结果：CD3（部分细胞 +），CD21（FDC 网 +），Ki-67（少数细胞 +），CD79 α（部分细胞 +），CD34（增生血管 +），CD38（浆细胞 +），MUM1（浆细胞 +）。再次请血液科会诊，考虑 Castleman 病合并继发性噬血细胞综合征诊断成立，建议再次加用地塞米松 15 mg，每日 1 次，并开始联合沙利度胺 100 mg，每日 1 次，口服，开始化疗，但患者病情恶化，未能启动化疗。

病例分析

Castleman 病（Castleman's disease，CD）是一种原因不明的淋巴结反应性增生性疾病。1954 年，Castleman 首次报道了 2 例该病病例。1978 年，Gaba 等报道了首例具有与 Castleman 病组织病理学相同表现，但是涉及多个淋巴结的病例。因此，

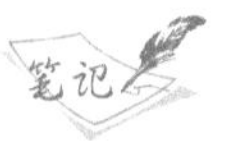

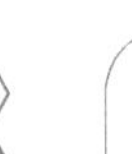

根据淋巴结累及部位的不同，CD 可分为单中心型（unicenter CD，UCD）和多中心型（multicenter CD，MCD）。UCD 除单个淋巴结肿大压迫症状外，还可出现发热、乏力、消瘦等全身表现。MCD 为多部位淋巴结肿大，常伴有多器官、多部位、多系统受累。可同时伴有膜性肾病、干燥综合征、系统性红斑狼疮、免疫性血小板减少等自身免疫性疾病，也可同时伴有淋巴瘤、卡波西肉瘤等。目前认为该病的发生可能与病毒感染有关，如 HIV、人类疱疹病毒 -8（human herpesvirus-8，HHV-8）等。

临床上，MCD 发病率占总 Castleman 病发病率的比例为 19% ～ 53%，好发于 40 ～ 50 岁男性。常见的临床表现主要有疲劳、发热、盗汗、淋巴结肿大、体重下降、体液潴留、多发性樱桃状血管瘤等。目前，确定 MCD 治疗方案通常依据淋巴结活检或外周血样本中是否能够检测到 HHV-8。治疗 HHV-8 阳性的 MCD 患者通常使用利妥昔单抗。治疗 HHV-8 阴性的 MCD 患者可选择的治疗方法较多，包括 IL-6 受体拮抗剂司妥西单抗、托珠单抗和利妥昔单抗、免疫抑制剂、糖皮质激素及化疗。

噬血细胞综合征（hemophagocytic syndrome，HPS）是一种少见的单核巨噬细胞系统反应性疾病，以组织细胞大量增生伴有明显的吞噬血细胞行为为特征，临床进展快，病死率较高。HPS 分为原发性和继发性两大类，原发性 HPS 多见于婴幼儿及儿童，为常染色体或性染色体隐性遗传性疾病；继发性 HPS 多见于成人，继发病因有感染、肿瘤和免疫系统疾病等，其中以 EB 病毒感染相关最常见。目前公认的治疗方案是 HPS-

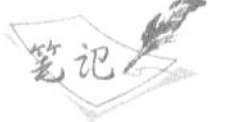

2004 方案，分为 1 ～ 8 周诱导治疗和 9 ～ 40 周维持治疗。方案用药包括地塞米松、依托泊苷和环孢素 A，也可加用大剂量免疫球蛋白辅助治疗。

病例点评

由于 AIDS 患者容易合并机会性感染、肿瘤及抗病毒治疗后可能出现免疫重建炎症反应综合征，这些因素都可以继发 HPS，甚至急性 HIV 感染也可以继发 HPS。文献报道 AIDS 合并由感染继发的 HPS 病例多为单一病原体感染，由恶性肿瘤继发 HPS 报道少见，MCD 合并继发性噬血细胞综合征未见报道。本例患者有 AIDS 基础，以发热、外周血三系下降、淋巴结肿大为主要表现，极易与淋巴瘤混淆。经积极完善骨穿、淋巴结活检、免疫学指标送检等，终于确诊 CD 合并继发性 HPS，但确诊后不久患者病情进展迅速，因感染性休克、多器官衰竭而死亡，未能及时进行化疗。

回顾该病例诊疗过程，总结经验如下：获得性免疫缺陷综合征患者出现反复浅表淋巴结肿大时应早期积极行淋巴结活检以确诊，并与结核病、淋巴瘤等相鉴别，以免延误治疗；若出现外周血三系进行性下降应考虑 HPS 可能。

（李爱新）

参考文献

[1] CASTLEMAM B，IVERSON L，MENENDEZ V P，et al. Localized mediastinal lymph node hyperplasia resembling thymoma[J]. Cancer，1956，9（4）：822-830.

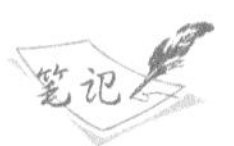

[2] GABA A R，STEIN R S，SWEET D L，et a1. Muhicentric giant lymph node hyperplasia[J]. Am J Clin Pathol，1978，69（1）：86-90.

[3] SATO Y，KOJIMA M，TAKATA K，et al. Systemic IgG4-related lymphadenopathy：A clinical and pathologic comparison to multicentric Castleman's disease[J]. Mod Pathol，2009，22（4）：589-599.

[4] CAI Q，VERMA S C，LU J，et a1. Moleucular biology of Kaposi's sarcoma-associated herpervirus and related oncogenesis[J]. Adv Virus Res，2010，78：87-142.

[5] DONG Y J，WANG M Y，NONG L，et al. Clinical and laboratory characterizalion of 114 cases of Castleman disease patients from a single centre：paraneoplastic pemphigus is an unfavourable prognostic factor[J]. Br J Haematd，2015，169（6）：834-842.

[6] LEE M，HIROKAWA M，MATUOKA S，et a1. Multicentric Castleman's disease with an increased serum level of macrophage colony-stimulating factor[J]. Am J Hematol，1997，54（4）：321-323.

[7] DISPENZIERI A，ARMITAGE J O，LOE M J，et a1. The clinical spectrum of Castleman's disease[J]. Am J Hematol，2012，87（11）：997-1002.

[8] SUDA T，KATANO H，DELSOL G. et al. HHV-8 infection status of AIDS-unrelated and AIDS-associated multicentric Castleman's disease[J]. Pathol It，2001，51（9）：671-679.

[9] BARQUERO N. Siltuximab：a new option for the management of Castleman's disease[J]. Drugs Today（Barc），2015，51（1）：21-28.

[10] ARICO M，DANESINO C，PENDE D，et al. Pathogenesis of haemophagocytic lymphohistiocytosis[J]. Br J Haematol，2001，114（4）：761-769.

[11] HENTER J I，HORNE A，ARICÓ M，et al. HLH-2004：Diagnostic and therapeutic guidelines for hemophagocytic lymphohistiocytosis[J]. Pediatr Blood Cancer，2007，48（2）：124-131.

[12] PARK K H，YU H S，JUNG S I，et al. Acute human immunodefciency virus syndrome presenting with hemophagocytic lymphohistiocytosis[J]. Yonsei Med J，2008，49（2）：325-328.

[13] BOISSEAU M，LAMBOTTE O，GALICIER L，et al. Epstein-Barr virus viral load in human immunodefciency virus-positive patients with reactive hemophagocytic syndrome[J]. Infect Dis，2015，47（6）：423-427.

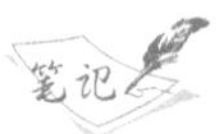

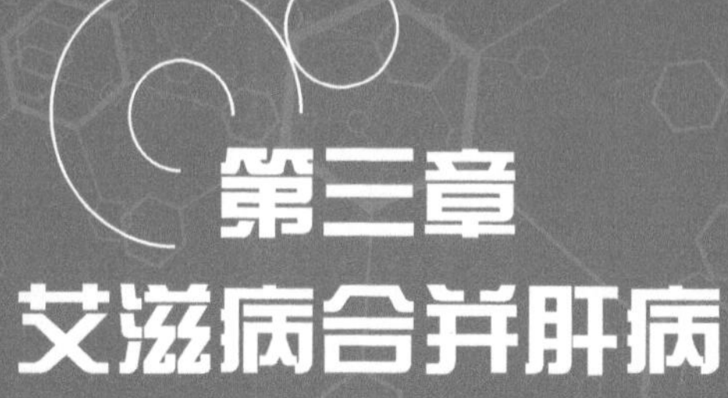

第三章 艾滋病合并肝病

病例 17　HIV 感染合并药物性肝损伤

病历摘要

【基本信息】

患者，男，35 岁，主因“发现 HIV 抗体阳性 2 个月，眼黄、尿黄 1 月余”入院。

患者于 2 个月前因腹泻、体重下降，长期服用中药调理效果欠佳就诊于当地医院门诊，完善检查后诊断为“肠淤张？炎性病变？直肠下段肠壁稍增厚，肝内钙化灶，右肝内胆管

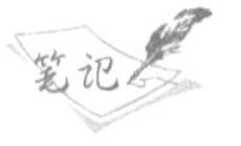

轻度扩张，双肺散在感染”。期间发现 HIV 抗体初筛阳性，1 月余前 HIV 抗体确证试验结果阳性。患者逐渐出现眼黄、尿黄，伴皮肤瘙痒，就诊于当地医院，并进一步完善 HIV 病毒载量 40 931 copies/mL，$CD4^{+}T$ 淋巴细胞计数 40/μL。化验提示 TBIL 75.9 μmol/L，DBIL 64.7 μmol/L，GGT 1058 U/L，甲、乙、丙型肝炎标志物均为阴性，腹部 B 超提示腹腔少量积液，诊断为“药物性肝炎可能”，予保肝、退黄等治疗效果欠佳（具体不详），TBIL 升至 95.6 μmol/L。2 周前患者转至当地公共卫生医疗救治中心，住院期间再次化验甲、乙、丙、戊型肝炎标志物，以及 TORCH 均为阴性，自身抗体阴性，巨细胞病毒定量＜ 400 copies/mL，诊断为“艾滋病、急性肝衰竭、淤胆性肝炎”，予保肝、退黄、输血浆及白蛋白等治疗，患者肝功能无好转，监测 TBIL 升至 189. 2 μmol/L，DBIL 141.3 μmol/L。为进一步治疗转来我院。

【体格检查】

体温 36.7 ℃，血压 106/69 mmHg，呼吸 103 次 / 分，脉搏 20 次 / 分。神志清，精神可，皮肤、巩膜重度黄染，口腔黏膜光滑，浅表淋巴结未触及肿大，心律齐，双肺呼吸音粗，未闻及明显啰音，腹软，无压痛、反跳痛及肌紧张，双下肢无水肿。

【辅助检查】

肝功能：ALT 42.1 U/L，AST 81.2 U/L，TBIL 233.9 μmol/L，DBIL 177.9 μmol/L，D/T 0.76，γ -GT 461.5 U/L，ALP 590 U/L，TBA 141.3 μmol/L，CHE 4877 U/L。

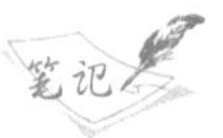

胸部 CT 平扫：①双肺上叶感染性病变可能；②左肺上叶陈旧性病变可能。

B 超：肝右叶钙化灶，胆囊炎。

MRCP （2018-6-20）：①肝内中远端轻度增宽，胆管炎不除外；②胆囊炎。

肝穿刺病理（2018-6-28）：慢性非化脓性破坏性胆管炎，肝内慢性淤胆；结合临床病因倾向药物性肝损伤（淤胆型）。免疫组化：HBsAg（–），HBcAg（–），CK7（胆管＋），CK19（胆管＋），MUM1（少数＋），CD4（少数＋），CD8（＋），HIV8（–）。特殊染色结果：铁（窦细胞＋），铜（–）。

【诊断及诊断依据】

诊断：获得性免疫缺陷综合征

艾滋病期

药物性肝损伤胆汁淤积型 慢性

血脂代谢异常

细菌性肺炎

胆囊炎

诊断依据：患者为中青年男性，有长期服用中药史。此次亚急性起病，以眼黄、尿黄，伴皮肤瘙痒为主要表现。查体示皮肤、巩膜重度黄染。辅助检查提示 ALT、AST、TBIL、DBIL、γ-GT、ALP、TBA 显著升高，肝穿刺病理提示药物性肝损伤。HIV 抗体初筛及确证试验阳性，$CD4^{+}$T 淋巴细胞＜200/μL。胸部 CT 提示双肺上叶感染性病变可能。腹部 B 超及 MRCP 提示胆囊炎。结合患者病史、体征及辅助检查，考虑上述诊断。

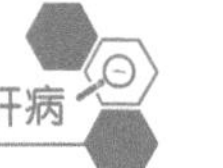

【鉴别诊断】

（1）病毒性肝炎：嗜肝病毒感染可引起肝功能异常，但多可通过血清病毒学检测发现病毒标志物阳性，该患者病毒性肝炎血清标志物均阴性，暂不考虑该病。

（2）自身免疫性肝炎：该病好发于育龄期女性，多伴有自身抗体阳性，肝组织学可见特异性表现。该患者自身抗体为阴性，肝穿刺病理未提示该病，暂不考虑。

（3）酒精性肝炎：该病是由于长期大量饮酒导致的肝脏疾病。长期饮酒史一般超过 5 年，折合乙醇量男性≥ 40 g/d，女性≥ 20 g/d，或 2 周内有大量饮酒史，折合乙醇量＞ 80 g/d。该患者否认饮酒史，暂不考虑该病。

【治疗经过】

给予熊去氧胆酸胶囊、米曲菌胰酶片改善消化道症状，腺苷蛋氨酸、谷胱甘肽、异甘草酸镁静脉滴注及补液营养支持，复方磺胺甲噁唑 2 片，每日 1 次预防 PCP，头孢噻肟钠舒巴坦钠抗感染等治疗。患者食欲逐渐好转，肝功能逐渐改善，黄疸进行性下降。出院前 3 天启动 ART 抗 HIV 药物治疗（替诺福韦 + 拉米夫定 + 多替拉韦），无不适主诉。出院后继续 ART 治疗，复方磺胺甲噁唑 2 片，每日 1 次预防 PCP，同时口服熊去氧胆酸胶囊 250 mg，每日 3 次及复方甘草酸苷片 2 片，每日 3 次治疗。患者一般状况可，出院后 1 个月于当地医院复查肝功能逐渐降至正常。

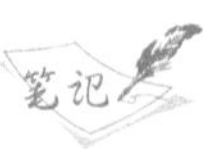

病例分析

药物性肝损伤（drug-induced liver injury，DILI）是指由各类处方或非处方的化学药物、生物制剂、传统中药、天然药、保健品、膳食补充剂及其代谢产物乃至辅料等所诱发的肝损伤。传统中药是指在我国中医等传统民族医药学理论指导下生产和使用的各种草药和非草药类的中药材、饮片和复方中成药。

急性 DILI 的临床表现通常无特异性。潜伏期差异很大，可短至一日，长达数月。多数患者可无明显症状，而仅有血清 ALT、AST 及 ALP、GGT 等肝脏生化指标不同程度地升高。部分患者可有乏力、食欲减退、厌油、肝区胀痛及上腹部不适等消化道症状。淤胆明显者可有全身皮肤黄染、大便颜色变浅和瘙痒等。少数患者可有发热、皮疹、嗜酸性粒细胞增多甚至关节酸痛等过敏表现，还可能伴有其他肝外器官损伤的表现。病情严重者可出现急性肝衰竭或亚急性肝衰竭。慢性 DILI 在临床上可表现为慢性肝炎、肝纤维化、代偿性和失代偿性肝硬化、自身免疫性肝炎样 DILI、慢性肝内胆汁淤积和胆管消失综合征等。

该患者有服用中药史，发现肝功能异常 1 个多月，排除乙肝、丙肝、自身免疫性肝炎，R ＜ 2 [R=（ALT 实测值 /ULN）/（ALP 实测值 /ULN）]，考虑为慢性胆汁淤积型，停服中药并经过治疗后肝功能逐渐恢复正常。

病例点评

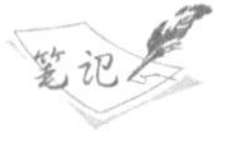

肝脏是药物代谢的主要脏器，也是药物损伤的主要靶器

官。药物性肝损伤，亦称药源性肝病，是指用药过程中肝脏因药物的直接或间接作用而发生的功能和结构的损伤。据统计，全球范围内所有药物不良反应中药物性肝损伤的发生率占3% ～ 9%。HIV 感染者免疫功能低下，常合并多种感染，治疗用药复杂，故药物性肝炎的发生率明显升高。不同药物可对肝脏造成不同程度的损伤，目前抗逆转录病毒药物的毒不良反应也日益凸显。引起 DILI 的药物以抗病毒药物（核苷类和非核苷类）最常见，其次为抗真菌类药物、抗结核药物、抗生素类、中药及解热镇痛药，其他不明原因占 2.4%。该例患者尽管尚未进行抗病毒治疗，但是有长期服用中药史，使得肝组织负担加重，是导致患者肝功能损伤的主要因素。影响药物性肝炎的相关因素很多，包括药物本身的因素，个体因素如性别和年龄，基础疾病的影响，药物的疗程、剂量、给药方法及联合用药的影响，饮食习惯和营养状况等，大多数病例预后良好。

艾滋病患者合并药物性肝损伤的发生率较高，应引起临床医生重视。艾滋病患者在应用抗病毒药、抗真菌及抗结核药物时应特别注意保护肝功能，严格掌握用药指征，禁止滥用、多用、长期和大量用药，在用药过程中应定期检查肝功能。

（高　文）

参考文献

[1] GERVASONI C，CATTANEO D，FILICE C，et al. Drug-induced liver steatosis in patients with HIV infection[J]. Pharmacological Research，2019，145：104267.

病例 18　原发性肝癌合并 HBV/HIV

病历摘要

【基本信息】

患者，男，42 岁，主因“腹胀 2 周余，发现 HIV 抗体阳性 1 周余”收入院。

2 周前患者自觉腹胀，无发热、下肢水肿、腹泻。1 周前就诊于我院门诊，查甲胎蛋白 43.71 ng/mL，荧光定量乙肝病毒脱氧核糖核酸 8.57×10^2 IU/mL。肝功能：丙氨酸氨基转移酶 52.6 U/L，天门冬氨酸氨基转移酶 74.3 U/L，总胆红素 3.9 μmol/L，直接胆红素 17.7 μmol/L，白蛋白 38 g/L，γ-谷氨酰转肽酶 665.7 U/L，碱性磷酸酶 188 U/L，胆碱酯酶 6741 U/L。彩超检查：肝硬化，脾大，脾静脉增宽，肝内多发高、低回声结节——性质待定。腹水：少量。于 2018 年 12 月 18 日收入我院肝病内分泌科，入院后给予恩替卡韦抗病毒及保肝、降酶、退黄等治疗，完善上腹部动脉 + 门脉 + 下腹部动脉 CT 三维成像（我院，2018-12-25）：①肝右叶肝癌伴肝内多发转移可能性大，门脉右后支受侵，肝右静脉、门脉右前支受侵可能，门脉右支及左支瘤栓不除外；②肝硬化，脾大，侧支循环形成，少量腹水；③胆囊炎。介入科会诊：患者肝癌弥漫型，门脉瘤栓，右肝静脉瘤栓，目前已无介入治疗指征，建议口服靶向药物治疗。外科会诊：患者原发性肝癌，主要位于右半肝，肝内

已有多发转移，且有门脉、肝静脉癌栓，不适合手术切除，肝移植术后复发概率高。住院期间发现 HIV 抗体初筛及确证试验阳性，$CD4^+$T 淋巴细胞 320/μL，于 2019 年 12 月 29 日转入我科。

既往史：否认高血压、糖尿病、冠心病等病史，否认过敏史。

个人史：否认吸烟史，饮酒史 20 年余，饮白酒（＞42°），平均每日饮酒 250 g。

婚育史：已婚，育有 1 女，爱人及女儿体健。

家族史：父亲体健，母亲因肝病去世。

【体格检查】

体温 36.5 ℃，血压 142/97 mmHg，脉搏 96 次 / 分，呼吸 20 次 / 分。神志清楚，慢性病容，营养中等，皮肤色泽正常，肝掌阴性，无蜘蛛痣，巩膜轻度黄染，心、肺查体未见异常。腹壁柔软，无肌紧张，无压痛，无反跳痛，Murphy 征（–），肝、脾未触及，移动性浊音可疑阳性，无肝区叩痛，肝上界位于右锁骨中线第 5 肋间，肠鸣音 3 次 / 分，双下肢水肿，踝阵挛（–），扑翼样震颤（–）。

【辅助检查】

甲胎蛋白：43.71 ng/mL。

HBV-DNA：8.57×10^2 IU/mL。

肝功能：ALT 52.6 U/L，AST 74.3 U/L，TBIL 3.9 μmol/L，DBIL 17.7 μmolL，ALB 38 g/L，GGT 665.7 U/L，ALP 188 U/L，CHE 6741 U/L。

彩超检查：肝硬化，脾大，脾静脉增宽，肝内多发高、低

回声结节—— 性质待定。腹水：少量。

腹部 CT：①肝右叶肝癌伴肝内多发转移可能性大，门脉右后支受侵，肝右静脉、门脉右前支受侵可能，门脉右支及左支瘤栓不除外；②肝硬化，脾大，侧支循环形成，少量腹水；③胆囊炎。

【诊断及诊断依据】

诊断：原发性肝癌

肝内多发转移可能性大

门脉右后支受侵

肝右静脉、门脉右前支受侵可能

门脉右支及左支瘤栓不除外

肝炎肝硬化 失代偿期 乙型

腹水

获得性免疫缺陷综合征 无症状期

诊断依据：患者为中年男性，有肝病家族史。此次以腹胀为主要表现。查体示巩膜轻度黄染、移动性浊音可疑阳性。检查 HIV 抗体阳性、$CD4^{+}T$ 淋巴细胞 320/μL，HBV-DNA 阳性，腹部 CT 提示肝右叶肝癌伴肝内多发转移可能性大，门脉右后支受侵，肝右静脉、门脉右前支受侵可能，门脉右支及左支瘤栓不除外，肝硬化，脾大，侧支循环形成，少量腹水。结合患者病史、体征及辅助检查，考虑上述诊断。

【鉴别诊断】

（1）肝囊肿：该病也可表现为腹胀，该患者腹部 CT 未见典型肝囊肿表现，暂不考虑该病。

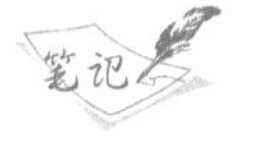

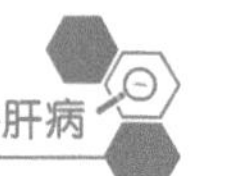

（2）肝血管瘤：该病多无明显不适症状，该患者腹部 CT 未见典型肝血管瘤表现，暂不考虑该病。

（3）肝脓肿：该病可表现为发热、肝区疼痛等不适，该患者无此症状，且影像学未见典型肝脓肿表现，暂不考虑该病。

【治疗经过】

给予抗感染、补充白蛋白、利尿治疗，腹胀无明显缓解，行腹腔置管引流腹水等治疗以缓解症状，患者拒绝行 ART 治疗。病情进展迅速，尿量逐渐减少，胆红素进行性升高，内科药物治疗效果欠佳，患者于 2019 年 1 月 29 日临床死亡。

病例分析

1. 肝占位的常见原因

肝囊肿、肝血管瘤、肝脓肿。

2. HIV 与 HBV 的相互作用

（1）HIV 感染对 HBV 感染的影响：HIV 可以感染并破坏 $CD4^{+}CD25^{+}$Treg 细胞，导致患者体内 $CD4^{+}CD25^{+}$Treg 细胞数量减少，使 HIV 相关免疫系统高度激活，加快免疫损伤。而 HIV 感染者的免疫衰竭使其对 HBV 更加易感，成为 HBV 感染的高危人群。此外，HIV 可以感染 $CD4^{+}$T 淋巴细胞，造成 $CD4^{+}$T 淋巴细胞减少及功能障碍，使细胞免疫功能受损，从而影响 HBV 感染的自然史，并改变 HBV 感染疾病的进程。感染 HIV 的人群，随着免疫系统的损伤，其 HBV 特异性 T 细胞反应被极大地削弱，这使 HIV 感染者像婴幼儿那样在急性感染 HBV 后更易慢性化。

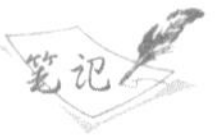

（2）HBV感染对HIV病程进展的影响：近期的研究表明，HBV感染可加快HIV感染者的免疫进展，并削弱$CD4^+$T淋巴细胞在抗逆转录病毒治疗后的恢复能力，增加HIV感染者的AIDS发生率和病死率。HIV早期感染时患者体内病毒调定点及初始$CD4^+$T淋巴细胞水平是目前国际公认的预测AIDS疾病进展及预后的重要指标，病毒调定点高及初始$CD4^+$T淋巴细胞计数低的HIV感染者疾病进展快，病死率高。研究表明在HIV感染急性期/早期时，如果重叠HBV感染，会使患者的免疫功能遭受更严重的损伤，病毒复制也更为活跃，病情将更为严重，这可能是HIV/HBV重叠感染者疾病进展快速的重要原因。

（3）HIV进入机体后，选择性攻击表面具有$CD4^+$的T淋巴细胞，同时使得$CD4^+$细胞增生缺乏，导致$CD4^+$细胞耗竭，破坏人体免疫系统，从而阻止了正常免疫监视和机体对病毒复制的抑制，进而增加罹患恶性肿瘤的风险。

病例点评

此例患者为HIV/HBV共同感染者，有肝病家族史，未及时进行抗病毒治疗，发展至肝癌伴多发转移后开始抗HBV治疗，而此时病情已无法逆转，迅速进展导致死亡。因此，此类患者应早发现、早治疗。

（王莉琳）

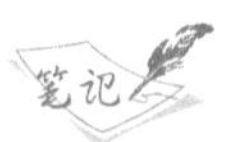

参考文献

[1] CHEVALIER M F，WEISS L. The split personality of regulatory T cells in HIV infection[J]. Blood，2013，121（1）：29-37.

[2] SACHDEVA M，FISCHL M A，PAHWA R，et a1. Immune exhaustion occurs concomitantly with immune activation and decrease in regulatory T cells in viremic chronically HIV-l-infected patients[J]. J Acquit Immune Defic Syndr，2010，54（5）：447-454.

[3] TSAI M S，CHANG S Y，LO Y C，et a1. Hepatitis B virus （HBV） coinfection accelerates immunologic progression in patients with primary HIV infection in an area of hyperendemicity for HBV infection[J]. J Infect Dis，2013，208（7）：1184-1186.

[4] WANDELER G，GSPONER T，BIHL F，et a1. Hepatitis B virus infection is associated with impaired immunological recovery during antiretroviral therapy in the Swiss HIV cohort study[J]. J Infect Dis，2013，208（9）：1454-1458.

[5] CHUN H M，ROEDIGER M P，HULLSIEK K H，et a1. Hepatitis B virus coinfection negatively impacts HIV outcomes in HIV seroconverters[J]. J Infect Dis，2012，205（2）：185-193.

[6] DE VOUX A，SPAULDING A C，BECKWITH C，et a1. Early identification of HIV：empirical support for jail-based screening[J]. PLoS One，2012，7（5）：e37603.

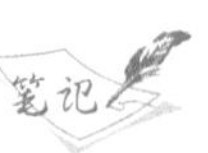

病例 19 HIV 合并 HCV 感染抗病毒药物的选择

病历摘要

【基本信息】

患者，男，55 岁，主因“体检发现 HIV 抗体阳性 1 天”于 2019 年 1 月入院。

患者于 1 天前体检时发现 HIV 抗体初筛阳性，已送确证，结果尚未回报。

既往史：发现丙肝抗体阳性 6 年，未进一步检查及治疗，否认手术及输血史，否认烟酒嗜好，否认药物服用史。

【体格检查】

体温 36.6 ℃，血压 110/70 mmHg，脉搏 80 次 / 分，呼吸 20 次 / 分。神清，精神可。肝掌（–），蜘蛛痣（–），皮肤、巩膜无明显黄染，心肺听诊无异常，腹饱满，无压痛、反跳痛，肝脾肋下未触及，移动性浊音（–）。双下肢不肿。

【辅助检查】

血常规：WBC 6.03 × 10^9/L，RBC 3.91 × 10^9/L，PLT 193 × 10^9/L。

尿常规、便常规、肝功能、肾功能、电解质未见异常。

辅助性 T 细胞亚群 Th1、Th2 细胞检测：$CD4^+$T 淋巴细胞 448/μL，$CD4^+/CD8^+$ 0.18。

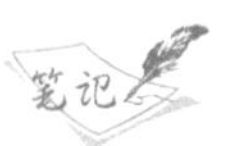

HIV 载量 586 304 copies/mL，HIV DNA 序列测定提示无耐药。

HCV 病毒载量 4.66×10^6 copies/mL，基因分型为 2a 型。

腹部超声：弥漫性肝病表现。

【诊断及诊断依据】

诊断：获得性免疫缺陷综合征

无症状期

病毒性肝炎 丙型

慢性

诊断依据：患者为中老年男性，体检发现丙肝抗体阳性，HIV 抗体阳性。HIV-1 抗体确证试验阳性，$CD4^+T$ 淋巴细胞 448/μL，无机会性感染，故“获得性免疫缺陷综合征 无症状期”诊断明确。HCV 抗体及病毒载量阳性，腹部超声提示弥漫性肝病表现，无肝硬化，故慢性丙型肝炎诊断明确。

【鉴别诊断】

（1）乙型病毒性肝炎：由乙肝病毒感染引起，可通过血清病毒学检测发现病毒标志物阳性。该患者乙型病毒性肝炎血清标志物为阴性，故不考虑。

（2）自身免疫性肝炎：该病好发于育龄期女性，多伴有自身抗体阳性，肝组织学可见特异性表现。该患者为男性，自身抗体为阴性，故不考虑。

（3）酒精性肝炎：该病是由于长期大量饮酒导致的肝脏疾病。长期饮酒史一般超过 5 年，折合乙醇量男性≥ 40 g/d，女性≥ 20 g/d，或 2 周内有大量饮酒史，折合乙醇量＞ 80 g/d。该患者无长期大量饮酒史，可排除。

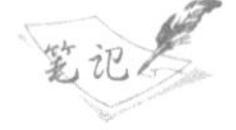

【治疗经过】

入院后根据患者检查结果，制订抗病毒治疗方案。患者HCV分型为2a型，无肝硬化，选择全基因型小分子抗丙肝病毒药物索磷布韦维帕他韦片，疗程12周；同时启动ART，方案为恩曲他滨＋丙酚替诺福韦＋多替拉韦。

病例分析

HIV合并HCV感染可加快肝纤维化进程，增加肝功能失代偿的风险，尤其是$CD4^{+}$T淋巴细胞计数下降患者。因此，早期ART对病毒复制的持续抑制对提高HIV/HCV患者生存率、延缓肝纤维化进展具有重要的意义。既往研究表明，含干扰素的抗病毒治疗方案可为慢性丙型肝炎患者带来长期获益，可有效逆转肝脏纤维化程度，降低肝硬化、肝癌的发生风险，但目前尚无证据表明含干扰素的治疗方案优于全口服直接抗病毒药物（direct-acting antiviral agents，DAAs）。

2018年欧洲肝病学会丙型肝炎治疗推荐意见指出，无干扰素、利巴韦林的DAAs治疗方案适用于无肝硬化或代偿期肝硬化患者，包括初治和经治患者。无干扰素、利巴韦林的DAAs治疗方案同样适用于合并HIV感染者，该类人群的病毒学应答与无HIV人群相同。如DAAs与抗逆转录药物有相互作用，则治疗方案和药物剂量需要调整。为尽量避免药物相互作用，在相同疗程可获得相似的持续病毒学应答率时，2种药物的联合用药优于3种药物联合。

目前国内可触及的小分子抗HCV药物有奥比帕利＋达塞

布韦和吉三代索磷布韦维帕他韦片。奥比帕利仅适用于基因型为 1b 型的患者，且其中包含蛋白酶抑制剂。2018 年欧洲肝病学会丙型肝炎治疗推荐意见指出，包含蛋白酶抑制剂的方案禁用于失代偿期肝硬化患者，因此其应用具有一定的局限性，特别是在 HCV 基因分型不可触及的情况下。

关于 HIV 抗病毒治疗药物的选择，因患者合并丙型病毒性肝炎，可能会导致依非韦伦肝毒性增加，且患者为中老年男性，长期应用替诺福韦 ART 治疗可能会面临肾损伤、骨破坏等问题。结合与吉三代索磷布韦维帕他韦药物的相互作用，我院选择了强效、低耐药、不良反应少的药物恩曲他滨＋丙酚替诺福韦联合多替拉韦行 ART 治疗，但该患者 $CD4^+$T 淋巴细胞为 448/μL，未发生相关机会性感染及机会性肿瘤，目前处于获得性免疫缺陷综合征无症状期。考虑到同时应用多种药物会增加不良反应发生率、药物相互作用，以及患者的经济压力，也可推迟 ART，先行抗 HCV 治疗，待 3 个月疗程结束，再行 ART。

病例点评

针对 HIV/HCV 共感染者，应向患者阐明复发的风险，以避免高危行为。注射吸毒人群或高危同性性行为者，最好每年 2 次，至少 1 次检测 HCV RNA 以监测再次感染。

（仵永枫）

参考文献

[1] 杨甲，饶惠瑛，魏来．《2018 年欧洲肝病学会丙型肝炎治疗推荐意见》介绍及解读 [J]. 临床肝胆病杂志，2018，34（8）：1622-1631.

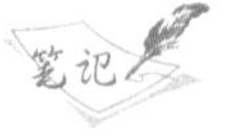

第四章
艾滋病 ART 治疗不良反应与药物相互作用

病例 20　艾滋病合并高乳酸血症

病历摘要

【基本信息】

患者，男，29 岁，主因“发现 HIV 抗体阳性 7 个月，发热伴呼吸困难 10 天”于 2018 年 12 月 19 日入院。

患者于 7 个月前发现 HIV 抗体阳性，$CD4^{+}T$ 淋巴细胞计数 179/μL，开始抗病毒治疗，方案为齐多夫定 + 拉米夫定 + 依非韦伦。曾在当地医院复查 $CD4^{+}T$ 淋巴细胞计数为 74/μL。10 天

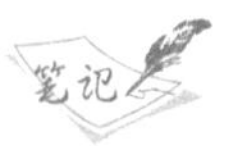

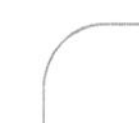

前患者无明显诱因出现发热，体温最高 38.2 ℃，伴干咳、呼吸喘憋、腹胀，无胸痛，无咯血，无恶心、呕吐，就诊于廊坊市某医院，给予喜炎平、利尿剂等药物治疗（具体不详），效果差，患者呼吸困难逐渐加重，1 天前就诊于北京某医院，化验血常规 WBC 10.6×10^9/L，CRP 192 mg/L，PCT 0.62 ng/mL，血气分析提示 pH 7.406，$PaCO_2$ 26.7 mmHg，PaO_2 120 mmHg，SBE –7.4 mmol/L，乳酸 11.1 mmol/L；胸部 CT 提示双肺感染，诊断考虑“肺部感染，PCP 可能性大，高乳酸血症原因未明”，予抗感染、补液、水化、补钾等治疗，未见明显好转，为求进一步诊治转至我院。

既往史：系统性红斑狼疮、狼疮性肾炎病史 3 年，目前口服泼尼松 6 片 / 天，病情稳定；高尿酸血症病史 3 年。否认过敏史。

【体格检查】

生命体征平稳，神志清，精神弱，急性病容，体型肥胖，胸背部可见陈旧皮疹，部分伴脓性分泌物。口腔未见白斑，双肺呼吸音粗，可闻及少量湿性啰音，心律齐，腹部膨隆，无压痛、反跳痛及肌紧张，肝脾触诊不满意，肝区叩痛（–），移动性浊音（–），双下肢无水肿。

【辅助检查】

血常规：WBC 9.03×10^9/L，HGB 106 g/L，PLT 299×10^9/L，N% 81.3%。

血气分析：pH 7.379，$PaCO_2$ 22.8 mmHg，PaO_2 80.9 mmHg。

$CD4^+$T 淋巴细胞计数 153/μL，HIV RNA 593 copies/mL。

PCT 0.41 ng/mL。

肝功能：ALT 40.2 U/L，AST 86.4 U/L，ALB 31.2 g/L。

肾功能均正常。

乳酸 10.39 mmol/L。

腹部超声：脂肪肝、脾大。

心脏超声：未见异常。

腹部 CT：①肝脏增大，重度脂肪肝；②双侧腹股沟淋巴结增大；③双侧腹壁、臀部皮层轻度水肿。

胸部 CT：①双肺感染，右肺为著；②双侧胸膜增厚。

胃镜：慢性非萎缩性胃炎。

【诊断及诊断依据】

诊断：获得性免疫缺陷综合征

艾滋病期

高乳酸血症

肺部感染

非酒精性脂肪性肝炎

系统性红斑狼疮

狼疮性肾炎 IV-G（A）型

诊断依据：患者为青年男性，已明确诊断为 AIDS，口服 NRTIs 抗病毒治疗，包含齐多夫定，主要表现为呼吸困难、高度腹胀，本身 $CD4^+$T 淋巴细胞计数低于 250/μL，合并脂肪肝、肥胖、感染，化验乳酸明显升高，且血气分析提示酸中毒，患者既往有系统性红斑狼疮、狼疮性肾病，故诊断明确。患者血常规白细胞、中性粒细胞及 CRP、ESR 均升高，PCT 轻度升高，结合影像学明确肺部感染。

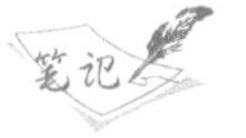

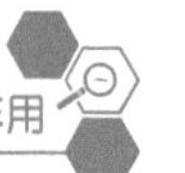

【治疗经过】

入院后完善相关检查，明确诊断后，考虑高乳酸血症为齐多夫定不良反应，故停用抗病毒治疗。重新评估狼疮性肾病免疫学指标，目前狼疮性肾病病情得到积极控制，可以停用激素及免疫抑制剂，并排除狼疮性肾病及药物是引起本次乳酸升高的主要原因。予积极扩容、补液、补充维生素等治疗纠正高乳酸血症，患者 CRP 及 ESR 明显升高，中性粒细胞百分比明显升高，考虑存在严重感染，予积极抗感染治疗。患者腹部超声及腹部 CT 均提示重度脂肪肝，肝功能异常，血脂高，腹胀明显且进行性加重，予积极保肝、灌肠、改善胃肠动力药物、益生菌、鼻饲肠内营养制剂支持治疗后，肝功能逐渐好转，血脂下降，腹胀症状逐渐缓解。经治疗患者乳酸下降，病情好转，开始抗病毒治疗，方案为达芦那韦考比司他 + 多替拉韦 + 艾博卫泰。经治疗患者腹胀症状逐渐好转，乳酸逐渐下降，肝功能恢复正常，血脂下降，病情好转出院。

病例分析

研究证明，NRTIs 不仅能作用于病毒 DNA，通过阻止病毒 DNA 链的延长而抑制其复制，还能影响宿主细胞 DNA 聚合酶的活性，特别是线粒体 DNA 聚合酶的活性，从而导致线粒体毒性。线粒体是生命活动的主要能量来源，当药物破坏线粒体 DNA 聚合酶的功能，线粒体不能有效工作时，细胞就会以其他方式产能，常表现为细胞内糖无氧酵解增强，过量的乳酸就会逐渐堆积。核苷类药物对线粒体的毒性大小依次为

d4T/ddI > d4T > ddI > AZT。其他的 NRTIs 如 3TC、FTC、TDF、ABC 则很少引起。受多种因素的影响，如乳酸中毒本身、使用 NRTIs 治疗的时间、特殊药物的应用及人口统计学的方法，在长期使用核苷类药物抗病毒治疗的患者中，出现无症状或轻微症状的高乳酸血症的概率为 8% ～ 20%。大多数研究表明，接受 NRTIs 治疗的患者出现有症状的高乳酸血症的概率为 0.5% ～ 1%。高乳酸血症的危险因素除了服用 NRTIs 尤其是 ddI 外，还有治疗前 $CD4^{+}T$ 淋巴细胞计数低于 250/μL、肾功能不全、肥胖、严重感染、营养不良和肝功能障碍等。血乳酸轻度升高可以没有任何临床表现，但随着血乳酸浓度进一步升高，患者可以出现乏力、消化道症状、肌肉酸痛和消瘦等表现。除疲乏、恶心、腹部胀痛和肌肉酸痛等最常见的高乳酸血症症状外，在排除肺部感染后出现的运动后呼吸困难，对提示高乳酸血症也有一定的特异性，NRTIs 线粒体毒性的其他临床表现如脂肪转移和周围神经炎，也可以出现在高乳酸血症的患者中。还有报道指出，高乳酸血症患者容易出现肝脏转氨酶升高和肝脏脂肪变性。实验室检测血浆乳酸浓度达 2.0 mmol/L 时为高乳酸血症，超过 5.0 mmol/L 伴有 pH < 7.25 即可确诊乳酸性酸中毒。对于不能测定血乳酸含量者可测定阴离子间隙 AG，其正常值为 8 ～ 16 mmol/L，对于 AG > 18 mmol/L，且能排除其他酸中毒（尿毒症、酮症酸中毒、水杨酸中毒等）者，则提示乳酸性酸中毒；对于该病的治疗，目前尚无满意的方法，最重要的处理措施是立即停用线粒体损伤的药物，并予以吸氧；补充维生素 B_1、维生素 B_2 和维生素 B_6、烟酰胺及辅酶 Q10 等；5% 碳酸氢钠纠正酸中毒，有条件者可进行血液及

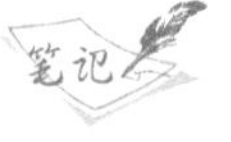

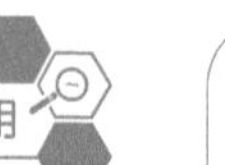

腹膜透析，病情缓解后终身避免使用核苷类抗病毒药物。

病例点评

高乳酸血症或乳酸性酸中毒是 ART 较为罕见的严重不良反应，通常由 NRTIs（d4T、AZT 或 ddI 等）引起，发生在 ART 后 8～9 个月。高乳酸血症，如果没有及时发现，可以发展成为乳酸性酸中毒。发生率虽低，一旦发生即便及时停药并给予积极治疗，也会导致较高的病死率。因此在应用 ART 的过程中，全面评价这些危险因素可能造成的影响，是防止症状性高乳酸血症和乳酸性酸中毒的有益措施。高乳酸血症或乳酸性酸中毒的临床表现具有非特异性，极易与 ART 引发的其他常见不良反应甚至 HIV/AIDS 相关机会性感染混淆而引起误诊，若不及时处理易导致患者死亡，故早期诊断及治疗至关重要。正在接受 NRTIs 治疗的患者出现以下情况时应警惕高乳酸血症或乳酸性酸中毒的发生：无法解释的呼吸困难、恶心、腹痛、消瘦和（或）肝衰竭；无法解释的实验室指标异常如阴离子间隙升高、低蛋白血症、碳酸氢盐浓度下降等；特殊人群如服用 NRTIs 的孕妇，及患过高乳酸血症或乳酸性酸中毒停用 NRTIs 而又重新服用的患者。该例患者在服用齐多夫定 7 个月左右出现感染表现及无诱因的呼吸困难、腹胀，化验肝功能异常，本身肥胖，合并重度脂肪肝，$CD4^+T$ 淋巴细胞计数较低，多种高危因素导致发生高乳酸血症，及时停止抗病毒治疗，并予积极吸氧、补充维生素、纠正酸中毒、补充能量等治疗后，患者病情逐渐好转。

（任美欣）

参考文献

[1] 黄维，黄葵，蓝珂，等. 10 例 HIV/AIDS 患者 HAART 后继发高乳酸血症或乳酸酸中毒临床分析 [J]. 传染病信息，2012，25（6）：367-369.

[2] 刘春礼，刘旭辉，侯明杰，等. 23 例 HIV/AIDS 患者 HAART 致乳酸酸中毒临床分析 [J]. 中国艾滋病性病，2012，18（8）：515-517.

[3] 刘正印. 我国艾滋病患者接受 HAART 后出现高乳酸血症和乳酸酸中毒的研究 [D]. 北京：清华大学医学部，北京协和医学院，中国医学科学院，2011.

[4] 梁洪远，肖江，赵红心. HIV/AIDS 患者 HAART 相关的高乳酸血症 / 乳酸酸中毒研究进展 [J]. 中国艾滋病性病，2011，17（3）：363-366.

[5] 吴焱，伦文辉，闫会文，等. HAART 相关症状性高乳酸血症的临床特征及影响因素分析 [J]. 中国艾滋病性病，2009，15（1）：4-6，10.

[6] ARENAS-PINTO A，GRANT A，BHASKARAN K，et al. Risk factors for fatality in HIV-infected patients with dideoxynucleoside-induced severe hyperlactataemia or lactic acidosis[J]. Anfivir Ther，2011，16（2）：219-226.

[7] BRINKMAN K，SMEITINK J A，ROMIJN J A，et al. Mitochondrial toxicity induced by nucleoside-analogue reverse-transcriptase inhibitors is a key factor in the pathogenesis of antiretroviral-therapy-related lipodystropy[J]. Lancet，1999，354（9184）：1112-1115.

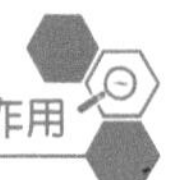

病例 21　依非韦伦致肝损伤

病历摘要

【基本信息】

患者，男，34 岁，主因“发现 HIV 抗体阳性，反复肝功能异常 1 年余”于 2018 年 7 月入院。

患者于 1 年多前体检时发现 HIV 抗体初筛及确证试验阳性，$CD4^{+}$T 淋巴细胞计数 287/μL，HIV 病毒载量 105 828 copies/mL，耐药检查结果提示无耐药，随即开始抗病毒治疗，方案为：替诺福韦 + 拉米夫定 + 依非韦伦。服药 1 个月后检查发现肝功能轻度异常，ALT 54.3 U/L，AST 75.7 U/L，未予特殊治疗，1 个月后复查肝功能恢复正常，后每月查肝功能均正常。6 月余前患者再次出现转氨酶升高，ALT 284.6 U/L，AST 173.6 U/L，γ-GT 111.9 U/L，ALP 102.4 U/L，患者无乏力、恶心、呕吐等不适，先后口服护肝宁、复方甘草酸苷、熊去氧胆酸、双环醇等保肝治疗，肝功能仍反复异常。

既往史：体健，否认烟酒嗜好。否认其他药物服用史。有同性性接触史。

【体格检查】

体温 36.6 ℃，血压 110/70 mmHg，脉搏 80 次 / 分，呼吸 20 次 / 分。神志清，精神可，浅表淋巴结未触及明显肿大，双肺呼吸音清，未闻及明显干湿性啰音，心律齐，无杂音，腹

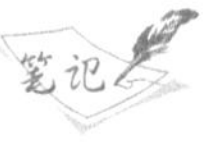

软，无肌紧张及压痛，无反跳痛，肝脾肋下未触及，双下肢无水肿，四肢肌力、肌张力正常，病理征（–）。

【辅助检查】

肝功能：ALT 114.9 U/L，AST 64.3 U/L，S/L 0.56，TBIL 14.5 μmol/L，DBIL 9.0 μmol/L，A/G 1.58，γ-GT 410.9 U/L，ALP 164.9 U/L，PALB 140.1 mg/L，TBA 140.5 μmol/L。

自身抗体：ANA（–），AMA（–），SMA（–）。

特种蛋白：IgG 14.2 g/L，IgM 0.656 g/L。

甲型、乙型、丙型、戊型肝炎抗体（–），EB 病毒、巨细胞病毒抗体（–）。

腹部超声：弥漫性肝病表现。

肝脏弹性检查：肝脏硬度 27.7 kPa。

肝穿刺活检：肝穿组织 1 条，小叶结构不清，部分汇管区轻至中度炎性纤维性扩大，部分肝实质呈结节样，以单个核为主的混合性炎细胞浸润，可见嗜酸粒细胞、蜡质样细胞沉着，轻至中度界面炎，细胆管轻度反应性增生；肝实质多量点状坏死，窦细胞反应活跃，中央静脉周围灶性坏死，蜡质样细胞沉着，凋亡小体可见。免疫组化：HBsAg（–），HBcAg（–），CK7（–），CK19（胆管 +），MUM1（散在细胞 +）。中度小叶性肝炎，考虑药物 / 化学物性肝损伤伴有自身免疫反应。

【诊断及诊断依据】

诊断：药物性肝损伤 胆汁淤积型 慢性

RUCAM 8 分（严重程度 1 级）

获得性免疫缺陷综合征

无症状期

诊断依据：患者为中青年男性，既往明确诊断为获得性免疫缺陷综合征无症状期，应用拉米夫定、替诺福韦、依非韦伦行 ART 1 年余。此次主要表现为转氨酶升高，体格检查未见慢性肝病表现，完善嗜肝病毒检查排除病毒性肝炎，患者无饮酒史排除酒精性肝病，肝组织活检考虑药物 / 化学性肝损伤伴有自身免疫反应，故考虑药物性肝损伤明确。

【鉴别诊断】

（1）病毒性肝炎：嗜肝病毒感染可引起肝功能异常，但多可通过血清病毒学检测发现病毒标志物阳性。该患者病毒性肝炎血清标志物均阴性，故不考虑病毒性肝炎。

（2）自身免疫性肝炎：该病好发于育龄期女性，多伴有自身抗体阳性，肝组织学可见特异性表现。该患者为男性，自身抗体为阴性，且肝穿刺病理不支持自身免疫性肝炎，故不考虑。

（3）酒精性肝炎：该病是由于长期大量饮酒导致的肝脏疾病。长期饮酒史一般超过 5 年，折合乙醇量男性≥ 40 g/d，女性≥ 20 g/d，或 2 周内有大量饮酒史，折合乙醇量＞ 80 g/d。该患者否认长期大量饮酒史，故不考虑该病。

【治疗经过】

患者入院后给予复方甘草酸苷、多烯磷脂酰胆碱、还原性谷胱甘肽、腺苷蛋氨酸、熊去氧胆酸等行保肝治疗，并于入院后一周停用依非韦伦，加用多替拉韦抗病毒治疗。停药及保肝治疗后患者肝功能逐渐恢复但未完全正常（图 21-1）。

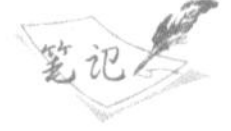

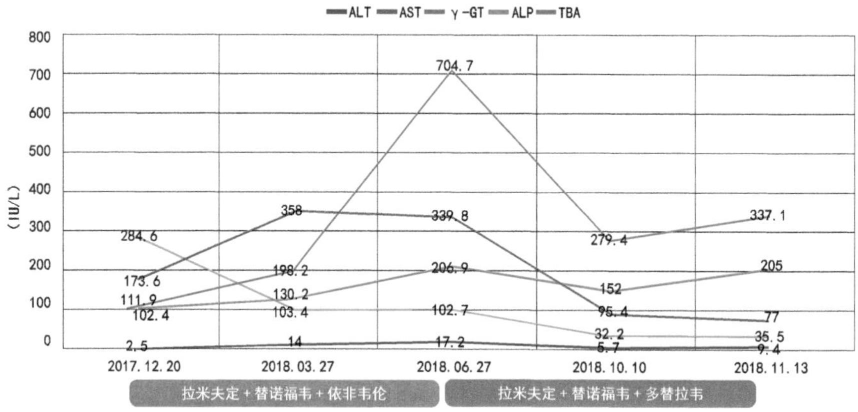

图 21-1　肝功能变化情况

病例分析

作为 ART 治疗的重要组成部分，非核苷类反转录酶抑制剂，均可引起肝损伤，特别是奈韦拉平，可引起严重肝损伤、皮疹等。目前多项研究已表明依非韦伦相比奈韦拉平肝毒性较低，临床有报道称奈韦拉平可引起致死性肝损伤，但尚未见依非韦伦引起致死性肝损伤的报道。存在以下因素时应警惕依非韦伦致严重肝损伤的可能：合并 HBV/HCV 感染，同时服用蛋白酶抑制剂，酗酒、无症状性 ALT 和（或）AST 升高。有报道称依非韦伦血药浓度与其肝脏毒性有一定相关性。

1. ART 药物导致肝毒性的处理

ART 治疗药物肝毒性根据转氨酶及胆红素升高程度可分为 4 级。1 级（轻度）：ALT/AST 1 ～ 2.5 ULN（正常上限），TBIL 1 ～ 1.5 ULN。2 级（中度）：ALT/AST 2.5 ～ 5 ULN，TBIL 1.5 ～ 2.5 ULN。3 级（重度）：ALT/AST 5 ～ 10 ULN，

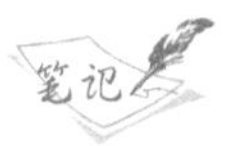

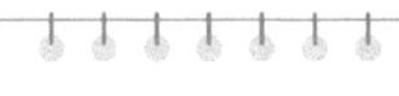

TBIL 2.5 ～ 5 ULN。4 级：潜在生命威胁 ALT/AST ＞ 10 ULN，TBIL ＞ 5 ULN。肝损伤达到 3 级及 3 级以上者应停用 ART 药物治疗，同时给予积极保肝、降酶、退黄药物，待肝功能好转后再次启动 ART 治疗，新的 ART 方案应尽可能避免可能导致肝损伤的药物。

2. 药物性肝损伤的治疗

轻度药物性肝损伤在停药后多可于短期内恢复。重度患者除停药外尚需给予保肝及对症支持治疗。目前尚无针对药物性肝损伤的特异性解毒药物。N - 乙酰半胱氨酸是一种抗氧化剂，可有效提供巯基、清除多种自由基，是唯一被美国 FDA 批准用来治疗对乙酰氨基酚引起的固有型药物性肝损伤的解毒药物。有经验表明，血清 ALT 相对较高者可试用双环醇和甘草酸制剂，胆汁淤积型可选用熊去氧胆酸。腺苷蛋氨酸对胆汁淤积型药物性肝损伤也有一定治疗效果。

3. 糖皮质激素在药物性肝损伤中的应用

糖皮质激素应用于药物性肝损伤的治疗应十分谨慎，需严格掌握适应证，充分权衡风险获益，宜用于超敏或自身免疫征象明显、停用肝损伤药物后生化指标改善不明显或继续恶化的免疫机制介导的药物性肝损伤。伴有自身免疫特征的自身免疫性肝炎样药物性肝损伤多对糖皮质激素应答良好，且在停用糖皮质激素后不易复发。该例患者停用肝损伤药物并给予保肝对症治疗后，肝功能较前明显恢复，虽肝组织活检证实为药物性肝损伤伴有自身免疫反应，但未达到自身免疫性肝炎样药物性肝损伤诊断标准，故治疗过程中未给予糖皮质激素。

出院随访近 1 年过程中，患者肝功能仍未完全恢复正常，故建议再次行肝穿刺检查，必要时给予糖皮质激素治疗。

病例点评

患者基础肝功能正常，ART 治疗后出现肝损伤，故考虑 ART 药物引起的肝损伤可能性大，根据抗病毒药物不良反应发生率，考虑依非韦伦所致可能性大，但药物性肝损伤的诊断需除外其他引起肝功能异常的因素，包括病毒性肝炎、酒精性肝炎、非酒精性脂肪性肝病等。

有关糖皮质激素在药物性肝损伤中的应用目前尚无明确依据，宜用于伴有自身免疫特征的自身免疫性肝炎样药物性肝损伤。

（仵永枫）

参考文献

[1] 王珍燕，卢洪洲 . HIV-1 非核苷类反转录酶抑制剂依非韦伦 [J]. 世界临床药物，2007，28（11）：680-683.

[2] 于乐成，茅益民，陈成伟 . 药物性肝损伤诊治指南 [J]. 肝脏，2015，31（11）：1752-1769.

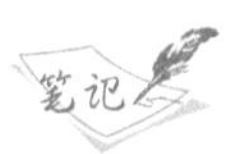

第五章 艾滋病与其他常见慢性病

病例 22 HIV 合并成人 Still 病

病历摘要

【基本信息】

患者，男，27 岁，主因“发热 1 月余，发现 HIV 抗体阳性 10 天”于 2018 年 12 月 22 日收入院。

1 个月前患者无诱因出现发热，最高体温未超过 39 ℃，为间歇热，伴咽痛，无畏寒、寒战，自服感冒药物后体温可降至正常。约 3 周前开始出现持续性发热，以每日下午及夜间为

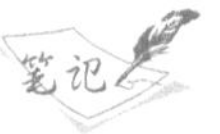

主，伴随症状同前，就诊于当地县医院，予阿奇霉素、青霉素及甲硝唑静脉滴注 1 周，自诉白细胞明显下降（具体不详），但体温控制不理想。10 天前发现 HIV 抗体初筛及确证试验阳性，$CD4^+T$ 淋巴细胞计数 305/μL，病毒载量小于 1000 copies/mL 并开始抗病毒治疗，其方案为：拉米夫定 + 替诺福韦 + 依非韦伦。1 周前转诊至当地省医院继续治疗，患者 ART 治疗约 5 日后全身出现皮疹，考虑为依非韦伦过敏可能，更换为多替拉韦口服治疗，曾予激素治疗过敏 5 天，期间体温正常。入院后行胸、腹、头部 CT 检查未见异常；血常规 WBC $19.33 \times 10^9/L$，N% 92%，白细胞、C- 反应蛋白明显升高；持续高热，体温最高 41 ℃，伴畏寒、寒战，曾有双膝关节、右肩关节疼痛。给予美罗培南 + 更昔洛韦治疗，疗效欠佳。后调整为注射用亚胺培南西司他丁钠抗感染治疗 1 周后，白细胞、C- 反应蛋白均减低，但仍有发热，完善浅表淋巴结超声，提示颈部、腋下、腹股沟多发淋巴结肿大，考虑可能合并结核，试验性抗结核治疗：异烟肼 + 利福布汀 + 吡嗪酰胺，莫西沙星联合依替米星注射液静脉滴注，体温仍未见明显好转。暂停莫西沙星，更换为注射用亚胺培南西司他丁钠 + 利奈唑胺、膦甲酸钠抗病毒治疗，口服阿奇霉素治疗，体温仍未见明显好转。现为进一步诊治收入我科。

既往史：对依非韦伦过敏。

流行病学史：有同性性接触史。1 个月前有文身史。

【体格检查】

体温 37 ℃，血压 110/70 mmHg，脉搏 102 次 / 分，呼吸

20次/分。神清，精神可，皮肤、巩膜无黄染，双侧颈部、腋下、腹股沟多发淋巴结肿大，双肺呼吸音清，未闻及干湿性啰音，心律齐，未闻及病理性杂音，腹软，无压痛、反跳痛，肝脾未触及，双下肢无水肿。

【辅助检查】

全血细胞分析：WBC 10.13×10^9/L，HGB 104 g/L，PLT 307×10^9/L，N% 83.5%。

肝功能+血生化：ALT 30.2 U/L，AST 39.2 U/L，ALB 30.1 g/L，肾功能正常。CRP 68.4 mg/L。ESR 87 mm/h。PCT 0.38 ng/mL。类风湿因子＜12.5 IU/mL；抗链球菌溶血素“O”163 IU/mL，自身抗体（–）。$CD4^+$T淋巴细胞：476/μL。

甲肝、乙肝、丙肝、戊肝抗体均（–）。

铁蛋白：6222 ng/mL → 9057 ng/mL → 48 066 ng/mL。

腹部B超：肝脏回声稍增粗，目前未探及腹水。

胸部CT：①双肺下叶慢性炎症可能；②左肺下叶后基底段小结节，良性病变可能，建议随访复查；③双侧腋窝淋巴结肿大，请结合临床。腹部增强CT：脾大。

【诊断及诊断依据】

诊断：成人Still病可能性大

肺炎

左肺下叶后基底段小结节－良性病变可能

获得性免疫缺陷综合征

无症状期

低蛋白血症

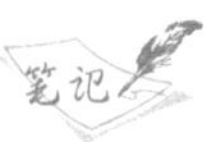

贫血 中度

肝功能异常

诊断依据：患者为青年男性，有同性性行为史，发热 1 月余，发现 HIV 抗体阳性 10 天入院，咽痛、皮疹、关节痛、类风湿因子及自身抗体均阴性，铁蛋白逐渐升高。排除 CMV、EBV、弓形体、伤寒，排除甲、乙、丙、丁、戊型肝炎，排除结核、肿瘤、细菌感染，HIV 抗体初筛及确证试验均阳性，已开始拉米夫定 + 替诺福韦 + 多替拉韦抗病毒治疗。结合症状、体征、辅助检查结果，参照 Cush 标准，综合考虑上述诊断。

【鉴别诊断】

（1）肝脓肿：临床表现为不规则的发热，肝区疼痛，部分出现黄疸，血常规示白细胞及中性粒细胞百分比升高，影像学及肝穿刺检查可以确诊。

（2）淋巴瘤：淋巴瘤是起源于淋巴造血系统的恶性肿瘤，主要表现为无痛性淋巴结肿大、肝脾大，全身各组织器官均可受累，伴发热、盗汗、消瘦、瘙痒等全身症状。白细胞一般正常或升高，霍奇金淋巴瘤可见白细胞增多，ESR 增快，骨髓涂片及活检、组织病理活检可确诊。

（3）关节炎：是一种常见的急性或慢性结缔组织炎症。多以急性发热及关节疼痛起病。典型表现是轻度或中度发热，游走性多关节炎，受累关节多为膝、踝、肩、肘、腕等大关节，常见由一个关节转移至另一个关节，病变局部呈现红、肿、灼热、剧痛，部分患者也有几个关节同时发病的情况。不典型的患者仅有关节疼痛而无其他炎症表现，急性炎症一般于 2 ～ 4 周消退，不留后遗症，但常反复发作。

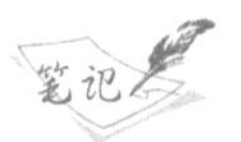

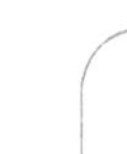

【治疗经过】

患者入院后间断高热，血常规、CRP、红细胞沉降率明显升高，PCT 轻度升高，给予补液、补充电解质，继续口服抗结核药物联合莫西沙星治疗。经上述治疗，患者体温控制欠佳，考虑患者有文身的病史，皮肤细菌感染不除外，4 天后停用莫西沙星换为利奈唑胺治疗，仍间断发热。后排除结核感染停用抗结核药物，此后 1 周左右多次更换抗感染治疗方案，复查血常规，感染指标没有改善，PCT 的升降与 CRP、红细胞沉降率、血常规 WBC 及中性粒细胞百分比变化均不相符，患者自入院以来多次血培养 + 骨髓培养均阴性，结合患者入院前抗感染治疗方案，考虑可以排除细菌感染。之后患者仍间断反复高热，加用洛索洛芬钠 + 复方倍他米松，患者体温降至正常。复查铁蛋白：6222 ng/mL。结合患者发热、反复皮疹、关节疼痛、铁蛋白明显升高，考虑成人 Still 病可能性大。监测铁蛋白：9057 ng/mL。患者于 2019 年 1 月 15 日化验铁蛋白最高 48 066 ng/mL。请免疫科会诊，结合患者患病特点考虑“成人 Still 病”，予激素联合免疫球蛋白治疗，甲泼尼龙 500 mg 静脉滴注 3 天，丙种球蛋白 5 g 连用 3 天。患者体温正常，复查铁蛋白降至 3829 ng/mL。3 天后甲泼尼龙剂量调整为 80 mg 每日 1 次静脉滴注，逐渐减量，复查炎症指标明显改善，出院时复查铁蛋白 1817 ng/mL。患者出院后免疫科随诊，继续激素减量，复查铁蛋白逐渐降至正常。

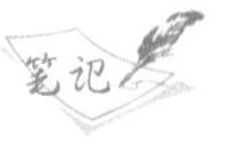

病例分析

Still 病目前尚无特异性的诊断标准。通常临床上只能在排除其他疾病的基础上，通过发热、咽痛、皮疹及关节疼痛等症状、体征加以诊断，但由于大部分临床医师对成人 Still 病缺乏系统的认识，加之其累及肝肾，病情复杂多变，极易漏诊、误诊。因此针对发热待查患者行抗感染治疗效果不佳时，在排除感染性疾病、肿瘤及其他风湿性疾病后，应结合相关症状、体征，考虑成人 Still 病的可能性。多数成人 Still 病患者经过临床系统规范治疗均预后良好，但合并急性肝衰竭、呼吸窘迫综合征、噬血细胞综合征等严重并发症者的诊治非常困难，病死率极高。

目前对于成人 Still 病的发病原因及致病机制尚不十分清楚。最新研究发现成人 Still 病可能与感染、家族遗传及淋巴细胞、浆细胞等免疫细胞浸润导致的免疫异常有关，也有研究认为 IL-1、IL-2、IL-6 等免疫因子在该病的发病过程中扮演重要角色。目前成人 Still 病的发病率逐年增加，已成为发热相关疑难病例中的一个重要病因。

多项国内外成人 Still 病的诊断或分类标准中，以日本 Yamaguchi 教授等提出的诊断标准最具实用性。但是在日常的临床工作中发现，该诊断标准仅适用于成人 Still 病的后期确诊，无法满足早期诊断、早期治疗的需要，因此如何提升早期诊断效率成为近年研究的重要方向。目前研究发现血清铁蛋白非常有潜力成为成人 Still 病的诊断及活动性指标，其与 C- 反应蛋白均属于急性反应蛋白，在炎症刺激下组织巨噬细胞系统

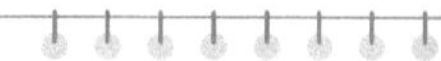

可大量生成。有研究显示，IL-6、IL-18、TNF-α 等细胞因子也可能促进铁蛋白的生成。相关研究发现成人 Still 病患者血清铁蛋白水平升高较显著，往往是正常值的 3 ～ 5 倍，甚至可高出 10 倍以上，而病情控制后血清铁蛋白常呈同步下降。

成人 Still 病目前暂无统一的治疗方案可循，临床上主要以消除或缓解症状、防控并发症、积极预防复发为主要治疗原则，强调个体化、个性化治疗。临床治疗上主要使用非甾体抗炎药、糖皮质激素、免疫抑制剂 3 类药物，其中糖皮质激素是目前治疗成人 Still 病较为有效的药物，必要时可联合免疫抑制剂应用。

病例点评

HIV 患者出现发热的病因很多，如合并肺孢子菌肺炎、肺结核、肺部真菌感染等机会性感染。该患者发热起病，病程中曾出现过皮疹，但为一过性，且患者刚刚进行抗病毒治疗，在 1 周内即发生 EFV 可疑皮疹，曾考虑与药物密切相关，但随着病情的进展，发热与皮疹的关系越来越密切。之后发生发热疹出、热退疹退的若隐若现的皮疹，完善检查，无明显感染及肿瘤相关证据，结合发热、咽痛、皮疹、铁蛋白明显升高、血象高，以及经激素治疗病情缓解等特点考虑成人 Still 病。该患者起病隐匿，容易漏诊。

（郭丹丹）

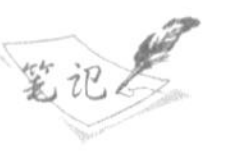

参考文献

[1] 中华医学会风湿病学分会 . 成人斯蒂尔病诊断及治疗指南 [J]. 中华风湿病学杂志，2010，14（7）：487-489.

[2] BAGNARI V，COLINA M，CIANCIO G，et al. Adult-onset still's disease[J]. Rheumstol Int，2010，30（7）：855-862.

[3] KADAVTH S，EFTHIMIOU P. Adult-onset Still's disease-pathogenesis，clinical manifestations，and new treatment options[J]. Ann Med，2015，47（1）：6-14.

[4] 许芳，侯洁，张瑜，等 . 成人 Still's 病合并急性重症肝损伤和噬血综合征 1 例报告 [J]. 临床肝胆病杂志，2016，32（8）：1590-1591.

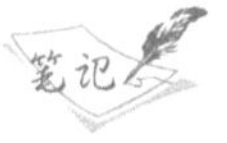

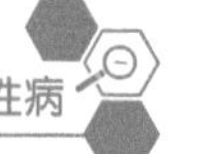

病例 23 艾滋病合并肾功能不全

病历摘要

【基本信息】

患者，男，40 岁，主因“发现 HIV 抗体阳性 5 年余，肌酐升高 2 年余，加重 1 周”入院。

患者于 5 年余前（2013 年）体检发现 HIV 抗体初筛阳性，自诉初始 $CD4^{+}T$ 淋巴细胞计数正常，未治疗。2 年余前（2017 年 10 月）体检发现肌酐升高，CREA 200 μmol/L，无伴随症状，考虑慢性肾小球肾炎，服用肾复康、金水宝、复方 α- 酮酸片等治疗。2 月余前（2018 年 10 月）患者就诊于我院，CREA 456.7 μmol/L，尿素 17.38 mmol/L，$CD4^{+}T$ 淋巴细胞 473/μL，HIV 病毒载量 1369 copies/mL，予拉替拉韦 1 片，每日 2 次；洛匹那韦利托那韦片 2 片，每日 2 次口服 1 周。患者出现腹胀、恶心，查肌酐 560 μmol/L，停服洛匹那韦利托那韦片，抗病毒药物调整为艾博卫泰 1 针 / 周，同时用复方 α- 酮酸片、尿毒清治疗，监测肌酐 440 μmol/L，治疗过程中患者出现血脂代谢异常，心率增快，1 个月前停用该药，将抗病毒药物调整为多替阿巴拉米片使用至今。1 周前患者自觉尿量减少，每日 1500 mL，无夜间不能平卧，无双下肢水肿，自诉 CREA 600 μmol/L。

既往史：高血压史 5 年，血压最高达 160/110 mmHg，规

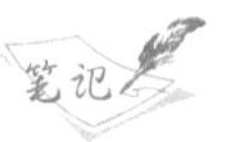

律用药。高脂血症病史 1 月余。否认外伤史。20 年前行阑尾炎切除手术。对青霉素过敏。

流行病学史：有同性性接触史。

【体格检查】

体温 36.7 ℃，血压 131/91 mmHg，脉搏 88 次 / 分，呼吸 20 次 / 分。神志清，精神可，全身浅表淋巴结未触及肿大，双肺呼吸音清，未闻及干湿性啰音，心律齐，未闻及杂音。腹部查体未见异常，神经系统查体（–）。

【辅助检查】

血常规：WBC 4.2×10^9/L，RBC 2.62×10^{12}/L，HGB 84 g/L，PLT 166×10^9/L。

肝功能：ALT 27.8 U/L，AST 20.1 U/L，TBIL 5 μmol/L，ALB 32.2 g/L。

血生化：尿素 17.18 mmol/L，肌酐 640.7 μmol/L，肾小球滤过率 8.55 mL/（min·1.73 m^2），钾 4.59 mmol/L，钠 139.1 mmol/L，氯 107.1 mmol/L，钙 2.06 mmol/L，阴离子隙 12 mmol/L。凝血项：正常。

24 小时尿蛋白定量及定性：5.97 g。尿特种蛋白：尿转铁蛋白 110 mg/L，尿免疫球蛋白 G 395 mg/L，尿微量白蛋白 1360 mg/L，尿 α_1 微球蛋白 74.3 mg/L，尿 β_2 微球蛋白 6 mg/L。尿常规：比重 1.009，酸碱度 6.5，潜血 2（+++），蛋白质 3（+++）。

胸部 CT 平扫：①双肺下叶通气灌注不良；②左肺下叶陈旧性病变可能。

上腹部 + 下腹部 + 盆腔 CT 平扫：未见明显异常。

【诊断及诊断依据】

诊断：获得性免疫缺陷综合征

无症状期

慢性肾功能不全

慢性肾小球肾炎

高血压 2 级中危

低蛋白血症

贫血　中度

双肺下叶通气灌注不良

左肺下叶陈旧性病变可能

尿蛋白阳性

诊断依据：患者为中年男性，慢性病程，发现 HIV 抗体阳性 5 年余，$CD4^{+}T$ 淋巴细胞计数＞200/μL，无指征性机会性感染，获得性免疫缺陷综合征无症状期诊断明确。患者肌酐升高 2 年余，曾诊断为慢性肾小球肾炎，加重 1 周入院。CREA 600 μmol/L，故慢性肾功能不全诊断明确。

【鉴别诊断】

（1）急性链球菌感染后急性肾小球肾炎：发病前 1 ～ 3 周，有链球菌感染的前驱病史，以血尿、水肿及高血压为三大主要症状。

（2）肾病综合征：可由多种病因引起，肾小球基膜通透性增加，表现为大量蛋白尿、低蛋白血症、高度水肿、高脂血症。

（3）IgA 肾病：是指以肾小球系膜区 IgA 沉积为主，伴或不伴有其他免疫球蛋白在肾小球系膜区沉积的原发性肾小球病。其临床表现为反复发作性肉眼血尿或镜下血尿，可伴有不同程度蛋白尿，部分患者可以出现严重高血压或者肾功能不全。

【治疗经过】

患者入院后完善相关检查，考虑诊断为获得性免疫缺陷综合征、慢性肾功能不全等，停用 ART，予补液、降血压、尿毒清、海昆肾喜胶囊等，患者肌酐较入院时好转。与患者反复沟通及商量后，结合患者经济情况，患者决定抗病毒方案使用：洛匹那韦利托那韦片 + 拉替拉韦钾片。

【出院医嘱】

注意休息，避免劳累、感染；注意抗病毒药物不良反应。予降压、复方 α- 酮酸片等治疗。外院综合医院肾内科密切就诊，密切监测肌酐、血钾、血气分析、尿蛋白。根据肾功能情况，必要时行腹膜透析。另于外院心内科就诊，若心悸应立即就诊。

病例分析

慢性肾小球肾炎系指以蛋白尿、血尿、高血压、水肿为基本临床表现，起病方式各有不同，且病情迁延，病变进展缓慢，可有不同程度的肾功能减退，同时具有肾功能恶化倾向，最终将发展为慢性肾衰竭的一组肾小球疾病。患者使用抗病毒药物期间出现肌酐波动，故换用抗病毒药物。此次出现肾功能

不全加重、尿量减少。

病例点评

HIV 患者可使用的抗病毒药物种类相对较多，肾功能不全的 HIV 患者抗病毒药物选择非常重要，应选择肾损伤小的药物。该患者发现 HIV 前有慢性肾功能不全，考虑 HIV 患者需要长期使用抗病毒药物，故选择抗病毒药物时更应该谨慎。

（苏 璇）

参考文献

[1] 李航，张福杰，卢洪洲，等 . HIV 感染合并慢性肾脏病患者管理专家共识 [J]. 中国艾滋病性病，2017，23（6）：578-580.

[2] 中华医学会感染病学分会艾滋病丙型肝炎学组，中国疾病预防控制中心 . 中国艾滋病诊疗指南（2018 版）[J]. 协和医学杂志，2019，10（1）：31-52.

[3] LUCAS G M，ROSS M J，STOCK P G，et al. Clinical practice guideline for the management of chronic kidney disease in patients infected with HIV：2014 update by the HIV Medicine Association of the Infectious Diseases Society of America[J]. Clinical Infectious Diseases，2014，59（9）：e96-e138.

笔记

病例 24　艾滋病合并血小板减少

病历摘要

【基本信息】

患者，男，46 岁，主因“鼻腔、牙龈出血 3 月余，小便带血 1 月余，发现 HIV 抗体阳性 1 个月”入院。

患者于 3 个多月前无诱因反复出现鼻腔、牙龈出血，就诊于外院查血常规见 WBC 2.42×10^9/L，HGB 138 g/L，PLT 7×10^9/L；肝功能 ALT 83 U/L、AST 61 U/L；ESR 50 mm/h；尿常规提示尿糖（++）、亚硝酸盐（+）、潜血（–）；CRP、凝血项、便常规均正常。腹部超声提示肝脾增大，未明确诊断。予输血小板、止血等对症治疗效果不佳。1 个多月前出现小便带血，全身皮肤逐渐出现大量淤点，以双下肢为著。于当地医院给予对症治疗，效果差。住院期间发现 HIV 抗体初筛及确证试验均阳性，$CD4^+$T 淋巴细胞计数及病毒载量不详，立即开始抗病毒治疗，方案为：拉米夫定 + 替诺福韦 + 依非韦伦，现为进一步治疗收入我科。

既往史：体健，有同性性接触史，无免疫系统疾病及血液病史。

【体格检查】

体温 36 ℃，血压 127/77 mmHg，脉搏 97 次 / 分，呼吸 18 次 / 分。全身皮肤密集分布粟粒大小淤点，以双下肢为著，

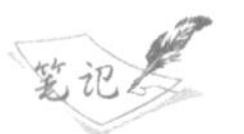

左侧前臂可见大片淤斑。口腔散在数个黄豆大小血疱，牙龈可见陈旧性出血。肝脾肋下未触及，余查体（–）。

【辅助检查】

血常规：WBC 3.91 × 10^9/L，HGB 133 g/L，PLT 1 × 10^9/L。

免疫球蛋白：IgG 22.4 g/L，IgA 4.5 g/L。

直接抗人球蛋白试验：（+）。

贫血症系列：铁蛋白 757.9 ng/mL，叶酸 4.23 nmol/L。

骨髓穿刺：巨核细胞增多，伴成熟障碍；红系、粒系、单核系均正常。

腹部超声：脾轻度肿大，肝、胆、肾无明显异常。

$CD4^+$T 淋巴细胞：132/μL。

尿常规、便常规、肝肾功能、凝血功能、甲状腺功能、自身抗体系列均正常。

【诊断及诊断依据】

诊断：特发性血小板减少性紫癜

获得性免疫缺陷综合征

艾滋病期

诊断依据：患者 HIV 抗体初筛及确证试验均阳性，$CD4^+$T 淋巴细胞计数小于 200/μL，故获得性免疫缺陷综合征艾滋病期诊断明确。此次因反复鼻腔、牙龈出血，小便带血，皮肤淤点淤斑入院，多次检查血小板计数减少，腹部超声提示脾轻度肿大，骨髓巨核细胞数增多伴成熟障碍，故考虑上述诊断明确。

【鉴别诊断】

（1）再生障碍性贫血：急性起病，进展迅速，常以出血和

感染、发热为首起及主要表现。几乎均有出血倾向，60% 以上有内脏出血，主要表现为消化道出血、血尿、眼底出血（常伴有视力障碍）和颅内出血。皮肤、黏膜出血广泛而严重，且不易控制。骨髓增生减低或重度减低，三系造血细胞明显减少，尤其是巨核细胞和幼红细胞；非造血细胞增多，尤其是淋巴细胞，患者骨髓象未见三系减低，故暂不考虑本诊断。

（2）血栓性血小板减少性紫癜：该病是一种严重的弥散性血栓性微血管病，以微血管病性溶血性贫血、血小板聚集消耗性减少，以及微血栓形成造成器官损伤（如肾脏、中枢神经系统等）为特征。患者虽有血小板减少，但无微血管病性溶血性贫血，故暂除外本诊断。

（3）脾功能亢进：脾功能亢进也可引起血小板减少，是一种综合征。引起脾大、脾亢的原因有多种，如传染性单核细胞增多症、亚急性感染性心内膜炎、粟粒性肺结核、布鲁菌病、血吸虫病、黑热病及疟疾等。脾大通常无症状，有时巨脾的症状也很轻微，患者可感到腹部不适，胃纳减退或向一侧睡时感到不舒服。脾亢时血细胞减少，但细胞形态正常。早期以白细胞及血小板减少为主，重度脾亢时可出现三系明显减少。骨髓检查呈增生象，可出现成熟障碍。患者无脾亢诱因，超声提示脾轻度肿大，结合骨髓象结果，故暂不考虑本诊断。

【治疗经过】

入院后完善骨穿等相关检查，并请血液科专家会诊，明确特发性血小板减少性紫癜（idiopathic thrombocytopenic purpura，ITP）的诊断。予甲泼尼龙 1 g，每日 1 次，静脉滴注 3 天冲击治疗；泼尼松龙 80 mg，每日 1 次，续贯口服 28 天；重

组人血小板生成素注射液皮下注射。复查 PLT 5×10⁹/L，无改善，提示激素治疗效果不佳，逐渐减量至停药。建议患者行脾切除治疗，经外科全面评估后，于全麻下行脾切除术，术后每日监测 PLT，计数快速上升，可达 753×10⁹/L，遂予华法林 1.25 mg，每日 2 次，联合噻氯匹定 0.25 g、每日 1 次口服抗凝治疗，患者痊愈后出院，继续密切监测 PLT 计数变化。

病例分析

特发性血小板减少性紫癜是一种以体液免疫和细胞免疫介导的血小板过度破坏及巨核细胞成熟障碍为特征的获得性出血性疾病。其常见的临床表现为皮肤黏膜出血、女性月经过多，甚至内脏或颅内出血，可危及生命。成人的年发病率为（5 ～ 10）/10 万，育龄期女性发病率高于同年龄组男性，60 岁以上老年人是该病的高发群体。

1. 诊断要点

（1）至少 2 次血常规检查提示血小板计数减少，血细胞形态无异常。

（2）脾脏一般不增大。

（3）骨髓检查：巨核细胞数增多或正常，有成熟障碍。

（4）须排除其他继发性血小板减少症：如甲状腺疾病、淋巴系统增生性疾病、骨髓增生异常、恶性血液病、慢性肝病、脾功能亢进及感染等所致的继发性血小板减少，药物诱导的血小板减少，妊娠血小板减少，假性血小板减少及先天性血小板减少等。

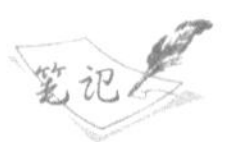

（5）诊断 ITP 的实验室检查：血小板抗体检测、血小板生成素检测。

2. 疾病分期

（1）新诊断的 ITP：确诊后 3 个月以内的 ITP 患者。

（2）持续性 ITP：确诊后 3 ～ 12 个月血小板持续减少的 ITP 患者。

（3）慢性 ITP：血小板持续减少超过 12 个月的患者。

（4）重症 ITP：PLT ＜ 10×10^9/L 且就诊时即存在需要治疗的出血症状或常规治疗中发生新的出血而需要加用其他升血小板药物治疗或增加现有治疗药物剂量的。

（5）难治性 ITP：进行诊断再评估仍确诊为 ITP；脾切除无效或术后复发。

3. 治疗原则

（1）PLT ≥ 30×10^9/L、无出血表现且不从事增加出血危险工作（或活动）的成人 ITP 患者发生出血的危险性比较小，可予观察和随访。

（2）若患者有出血症状，无论血小板减少程度如何，都应积极治疗。

（3）紧急治疗：应给予随机供者的血小板输注，或选用静脉输注丙种球蛋白 [1000 mg/（kg·d），使用 1 ～ 2 天] 和（或）甲泼尼龙（1000 mg/d，连用 3 天）和（或）促血小板生成药物。

（4）新诊断 ITP 治疗：大剂量地塞米松 40 mg/d，连用 4 天，建议口服用药，无效患者可在半个月后重复 1 个疗程；或泼尼松，起始剂量 1 mg/（kg·d），病情稳定后快速减至最小

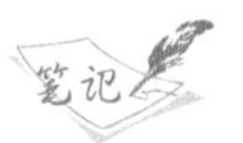

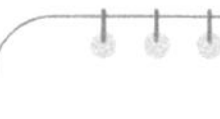

维持量（< 15 mg/d），若治疗 4 周仍无反应，说明泼尼松治疗无效，应迅速减量至停用。

4. 一线治疗进展

肾上腺皮质激素是初诊 ITP 患者的一线治疗用药，尤其是大剂量地塞米松，其患者耐受性优于传统泼尼松，患者能够在保证长期有效率的前提下规避长期的激素负荷及相关不良反应风险。因此，大剂量地塞米松有望成为 ITP 一线治疗的首选方案。

5. 二线治疗进展

（1）抗 CD20 单克隆抗体（利妥昔单抗）：能特异性结合 B 淋巴细胞，抑制抗体产生从而减少血小板破坏。标准剂量为 375 mg/m^2，每周 1 次，共 4 次。

（2）血小板生成素受体激动剂：主要通过模拟血小板生成素与巨核细胞及造血祖细胞上血小板生成素受体相结合，增加血小板生成。目前已上市的药物有罗米司亭、艾曲波帕。

（3）脾切除：脾脏是 ITP 患者血小板被破坏的主要场所，也是血小板抗体产生的主要器官。考虑到围手术期风险及感染、血栓栓塞等长期并发症，脾切除手术应在内科药物治疗无效情况下谨慎选择。

6. 疗效判断

（1）完全反应：治疗后 PLT ≥ 100×10^9/L 且没有出血。

（2）有效：治疗后 PLT ≥ 30×10^9/L 且至少比基础血小板计数增加 2 倍，同时没有出血。

（3）无效：治疗后 PLT < 30×10^9/L 或血小板计数增加不

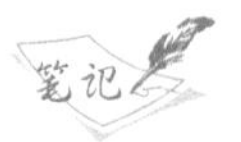

到基础值的 2 倍或有出血。

（4）复发：治疗有效后，血小板计数降至 30×10^9/L 以下或不到基础值的 2 倍或出现出血症状。

病例点评

艾滋病合并血液系统疾病越发常见，尤其是合并血小板减少。因此，检查方面除了完善血常规、凝血功能及血液系统指标外，尤其要重视骨髓穿刺检查。由于合并 HIV 感染，诊断方面应特别注意鉴别特发性血小板减少性紫癜与继发性血小板减少性紫癜，在药物保守治疗无效情况下，应充分评估患者免疫功能状态，权衡利弊后可行脾切除治疗。

（王　茜）

参考文献

[1] 中华医学会血液学分会止血与血栓学组．成人原发免疫性血小板减少症诊断与治疗中国专家共识（2016 年版）[J]. 中华血液学杂志，2016，37（2）：89-93.

[2] 彭军，侯明．原发免疫性血小板减少症治疗进展 [J]. 临床血液学杂志，2019，32（1）：9-12.

[3] 中华医学会感染病学分会艾滋病丙型肝炎学组，中国疾病预防控制中心．中国艾滋病诊疗指南（2018 版）[J]. 协和医学杂志，2019，10（1）：31-52.

病例 25　HIV 合并不明原因腹水

病历摘要

【基本信息】

患者，男，28岁，主因“发现HIV抗体阳性4年，腹水2周”入院。

患者于4年前发现HIV抗体初筛及确证试验阳性，$CD4^+T$淋巴细胞7/μL，病毒载量不详，开始ART治疗，方案：拉米夫定+替诺福韦+依非韦仑，1年前化验HIV病毒载量＜50 copies/mL；2周前患者体检发现腹水，无腹胀、发热，就诊于当地医院，化验腹水白细胞325×10^9/L，中性粒细胞百分比54.6%，$CD4^+T$淋巴细胞计数344/μL。腹部CT：肝脏密度均匀减低，考虑脂肪肝；脾形态饱满，少量腹水。肝脏弹性检测：肝脏硬度24.5 kPa。给予头孢曲松抗感染、利尿等治疗，未明确诊断，为求进一步诊治收入院。患者自发病以来神志清，精神可，食欲、夜眠可，大小便正常。

既往史：无特殊。

【体格检查】

体温37.3 ℃，血压133/88 mmHg，脉搏135次/分，呼吸21次/分。神清，精神可，皮肤、黏膜无黄染，浅表淋巴结未触及，颈软，无抵抗，双肺呼吸音清，未闻及散在明显干湿性啰音，心律齐，未闻及杂音，腹隆起，无压痛及反跳痛，肝肋

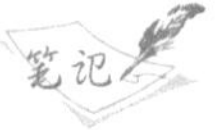

下未触及，脾肋下 3 cm，质软，无触痛，全腹未触及包块，移动性浊音（+），双下肢不肿，神经系统未见异常。

【辅助检查】

血常规：WBC 4.27 × 10^9/L，HGB 120 g/L，PLT 218 × 10^9/L，NEUT 2.76 × 10^9/L。CRP 1.7 mg/L。PCT 0.05 ng/mL。

肾功能：尿素 3.87 mmol/L，肌酐 40.3 μmol/L。

肝功能：ALT 17.2 U/L，AST 28.5 U/L，TBIL 18 μmol/L，DBIL 12.6 μmol/L，ALB 34.8 g/L。

凝血功能：PTA 59%，凝血酶原国际标准化比率 1.45。B 型氨基端利钠肽原 57 pg/mL。$CD4^+$T 淋巴细胞 327/μL。

结核杆菌 γ 干扰素释放试验：（–）。

肿瘤标志物：CA12-5 306.1 U/mL。甲胎蛋白 175 ng/mL，异常凝血酶原 29 mAU/mL。

乙肝、丙肝：（–）。ESR 7 mm/h。

胸部 CT：①右肺上叶尖段多发肺大泡（肺气肿改变）；②纵隔内残余胸腺可能，建议增强扫描；③不均质脂肪肝可能，少量腹水，必要时可做腹部检查。

心脏彩超：大致正常。

腹部彩超：脾大；肝左叶不均质稍高回声——性质待定；囊壁毛糙增厚；腹水中至大量。

肝脏血管超声：肝右静脉汇入下腔静脉口处狭窄，建议进一步检查。

上腹部 MRI 增强：①结合病史考虑肝小静脉闭塞综合征可能，布加综合征不除外；②肝脾大，腹水（少量）；③左肾囊肿。

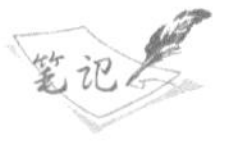

肝穿刺病理：肝小静脉闭塞。

【诊断及诊断依据】

诊断：肝小静脉闭塞综合征

腹水

获得性免疫缺陷综合征

艾滋病期

诊断依据：患者为青年男性，HIV 抗体初筛及确证试验均阳性，$CD4^{+}T$ 淋巴细胞 7/μL，故获得性免疫缺陷综合征艾滋病期诊断明确。此次发现腹水，入院后完善相关检查，肝脏血管超声提示肝右静脉汇入下腔静脉口处狭窄，腹部 MRI 提示肝小静脉闭塞综合征可能，布加综合征不除外。进一步完善肝穿刺病理，考虑肝小静脉闭塞。至此，患者肝小静脉闭塞综合征诊断明确。

【鉴别诊断】

（1）布加综合征：布加综合征是由于各种原因所致的肝静脉和邻近下腔静脉狭窄闭塞，肝静脉和下腔静脉血液回流障碍，产生肝大及疼痛、腹水、肝脏功能障碍等一系列临床表现。最常发生在 20 ～ 45 岁青壮年，腹水和肝大是最常见的临床征象，临床表现与阻塞部位有关，肝静脉阻塞者主要表现为腹痛，肝大、压痛及腹水；下腔静脉阻塞者在肝静脉阻塞临床表现的基础上，常伴有下肢水肿、下肢溃疡、色素沉着，甚至下肢静脉曲张。

（2）肝硬化：肝硬化是临床常见的慢性进行性肝病，由一种或多种病因长期或反复作用形成的弥漫性肝损伤。病理组织学上有广泛的肝细胞坏死、残存肝细胞结节性再生，结缔组织

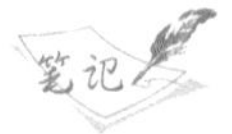

增生与纤维隔形成，导致肝小叶结构破坏和假小叶形成，肝脏逐渐变形、变硬而发展为肝硬化。临床上以肝功能损伤和门脉高压症为主要表现，并有多系统受累，晚期常出现腹水、上消化道出血、肝性脑病、肝肾综合征、肝癌等并发症。

【治疗经过】

（1）更换 ART 方案，停用依非韦伦，调整 ART 方案为：拉米夫定 + 替诺福韦＋多替拉韦。患者无其他可疑肝损伤药物服用史，仅接受长期 ART 治疗，因依非韦伦有肝损伤报道，故考虑患者肝小静脉闭塞与依非韦伦可能相关。

（2）保肝、利尿治疗，予以甘草酸制剂联合还原型谷胱甘肽保护肝细胞、稳定肝细胞膜，呋塞米、螺内酯利尿。

（3）患者肝穿刺病理考虑肝小静脉闭塞，请介入科会诊，考虑目前尚无介入指征，如内科治疗效果好可继续内科保守治疗，如腹水顽固再考虑介入治疗。

【出院医嘱】

经治疗，患者复查腹部 B 超提示腹水较前明显减少，因经济原因要求出院，嘱其出院后继续规律服药，监测肝肾功能，定期复查腹部 B 超，不适随诊。

病例分析

1. 腹水的常见原因

腹水是许多疾病的一种临床表现，产生腹水的原因很多，较为常见的如下。

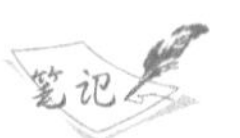

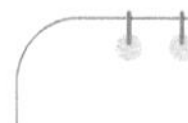

（1）心血管疾病：慢性充血性右心力衰竭、渗出性心包炎、慢性缩窄性心包炎、克山病、肝静脉阻塞综合征、肝小静脉闭塞综合征、门静脉血栓形成、下腔静脉阻塞综合征、原发性限制型心肌病等。

（2）肝脏疾病：肝硬化、肝癌、肝衰竭、病毒性肝炎等。

（3）腹膜疾病：①腹膜炎症，如渗出性结核性腹膜炎、急性胰腺炎并发腹膜炎、肺吸虫性腹膜炎、系统性红斑狼疮并发腹膜炎、胆固醇性腹膜炎、多发性浆膜炎、嗜酸粒细胞性腹膜炎等；②腹膜肿瘤，如腹膜转移癌、腹膜间皮瘤等。

（4）肾脏疾病。

（5）营养障碍疾病。

（6）其他：乳糜性腹水（腹腔乳糜）、腹腔脏器的恶性淋巴瘤、甲状腺功能减退症、梅格斯综合征、胆汁性腹水等。

本例患者为青年男性，有 AIDS 基础，无其他基础病，肝硬化诊断证据不足，结合腹部影像学及肝穿刺病理明确为肝小静脉闭塞综合征。

2. 肝小静脉闭塞综合征

肝小静脉闭塞综合征（hepatic veno occlusive disease，HVOD），指肝小叶中央静脉和小叶下静脉损伤导致管腔狭窄或闭塞而产生的肝内窦后性门静脉高压症，故又称肝窦阻塞综合征。结合目前国内文献，引起 HVOD 的主要原因包括：①吡咯烷类生物碱，常见植物为土三七、猪屎豆、千里光、接骨草、青檀等，是导致 HVOD 的重要原因；②干细胞移植；

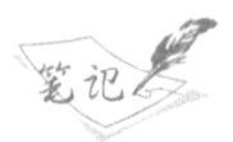

③肝移植。该病的发病机制相当复杂，迄今尚未完全明确。

HVOD 临床报道较少，但近年来发病呈增高趋势，临床表现无特异性，易漏诊或误诊，导致治疗延误，确诊需依赖肝脏穿刺病理检查。早期诊断与干预是决定 HVOD 治疗成功与否的关键，应避免继续接触可疑毒物，避免使用其他肝毒性、肾毒性药物。对于本例患者，长期 ART 治疗，其中依非韦伦有引起肝损伤病例报道，故停用依非韦伦，更换 ART 方案。本例患者属于轻型 HVOD，内科治疗疗效好，预后可；对于难治性腹水及门静脉高压症，内科治疗疗效差者，可用经颈静脉肝内门体分流术，但很多报道显示疗效不佳。重型 HVOD 常并发多脏器功能衰竭，病死率高，故早期诊断及治疗可改善预后。

病例点评

常见引起肝毒性的 ART 药物包括：①核苷类反转录酶抑制剂，其中 AZT、d4T、ddI 主要引起肝脏脂肪变。长期使用 ddI 可引起非肝硬化性门脉高压和食管静脉曲张。②非核苷类反转录酶抑制剂，均可引起肝毒性，其中 NVP 最为常见，可引起严重肝损伤，伴皮疹或超敏反应。③蛋白酶抑制剂，均有潜在的肝损伤不良反应，其中最常见的是替拉那韦、利托那韦。

本例患者以腹水起病，肝功能未见明显异常，肝穿刺病理提示肝小静脉闭塞综合征，既往体健，否认其他可疑肝损伤药物服用史，有长期 ART 治疗史，高度怀疑依非韦伦引起，故

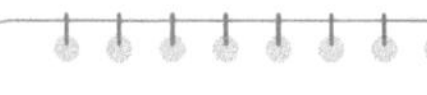

需更换 ART 方案。对于 HIV 感染长期 ART 治疗患者，需重视对肝功能及腹部影像学的监测。

（金爱华）

参考文献

[1] 李玥，方海明，章礼久 . 肝小静脉闭塞综合征诊治进展 [J]. 临床荟萃，2012，27（18）：1646-1648.

[2] 张珣磊，何凤霞，杨凤莲，等 . 造血干细胞移植并发肝静脉闭塞病的研究进展 [J]. 医学信息（中旬刊），2010，5（8）：2295-2296.

[3] 宋宇，樊艳华 . 土三七所致肝小静脉闭塞病 102 例临床分析 [J]. 临床肝胆病杂志，2011，27（5）：496-499.

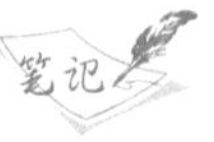

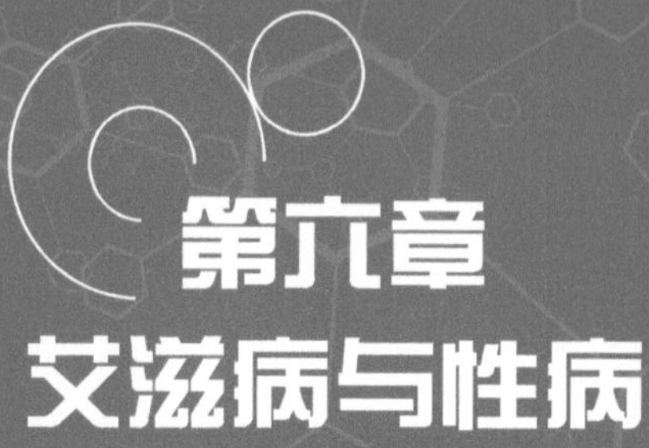

第六章 艾滋病与性病

病例 26　艾滋病合并生殖器疱疹

病历摘要

【基本信息】

患者，男，58 岁，主因“检测发现 HIV 抗体阳性伴阴茎破溃、疼痛 7 年余”来我院就诊。

患者于 7 年前检测发现 HIV 抗体初筛及确证试验阳性，诊断为获得性免疫缺陷综合征，启动 ART 治疗至今，方案为“TDF+3TC+EFV”。曾因阴茎局部破溃伴疼痛，在四川省某医

院住院治疗 3 次，期间进行过 2 次病理活检，分别报告符合皮肤溃疡改变、慢性溃疡，诊断“阴茎溃疡、包皮溃疡并感染”，先后接受过“口服头孢曲松、头孢拉定，外涂莫匹罗星软膏”等治疗，疗效欠佳来到我院就诊。

流行病学史：有同性性接触史。

【体格检查】

一般情况尚好，生命体征平稳，神志清楚，全身无皮疹，浅表淋巴结未触及肿大，口腔、黏膜未见白斑，心肺查体（–），腹部平软，肝脾未触及，四肢活动自如，NS（–）。

专科检查：阴茎上方可见散在数个浅溃疡，簇状，部分溃疡面有白色果冻样分泌物覆盖、质软、压痛明显。

【辅助检查】

梅毒螺旋体免疫荧光抗体 IgG、IgM 均阴性，HSV - Ⅰ型 IgG、IgM 及 HSV - Ⅱ型 IgG、IgM 均阳性。

病理检测报告：非特异性溃疡。

HIV（金标法）、HIV（ELISA 法）均阳性；HIV 确证试验 WB 阳性，带型为 GP160、 GP120、P66、P17、P51、GP41、P31、P24。

$CD4^{+}T$ 淋巴细胞 378/μL，$CD8^{+}T$ 淋巴细胞 986/μL。

HIV 载量：低于检测限。

【诊断及诊断依据】

诊断：获得性免疫缺陷综合征

　　　生殖器疱疹

诊断依据：获得性免疫缺陷综合征，同性性接触史多年，

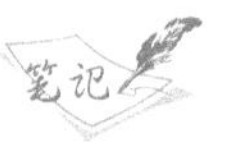

检测HIV确证试验阳性，HIV（金标法）、HIV（ELISA法）阳性；HIV确证试验WB阳性，带型为GP160、GP120、P66、P17、P51、GP41、P31、P24。生殖器疱疹：病情反复发作，阴茎上方可见散在数个浅溃疡，簇状，部分溃疡面有白色果冻样分泌物覆盖，质软、压痛明显，梅毒螺旋体免疫荧光抗体IgG、IgM均阴性，HSV-Ⅰ型IgG、IgM及HSV-Ⅱ型IgG、IgM均阳性。

【鉴别诊断】

（1）梅毒：其皮疹的特点是沿胸、腹、背、臀向心性分布，还可有红色斑丘疹、丘疹或鳞屑性损伤及扁平湿疣等。溃疡不疼痛，可采用血清学试验检测梅毒抗体，常用酶联免疫吸附试验（ELISA）和梅毒螺旋体明胶颗粒凝集试验。

（2）软下疳：杜克雷嗜血杆菌培养阳性。病理学检查有符合软下疳溃疡的组织病理表现，组织切片中有时可找到杜克雷嗜血杆菌。聚合酶链反应法等检测杜克雷嗜血杆菌核酸阳性可确诊。

（3）白塞病：又称眼-口-生殖器综合征，是一种全身性疾病，以反复发作的虹膜睫状体炎、滤泡性口腔炎、复发性口疮、急性外生殖器溃疡为主要表现。生殖器溃疡与自身免疫有关，除见于龟头、阴道、大阴唇或小阴唇及尿道外，溃疡亦可发生于子宫颈，累及小动脉会引起阴道出血，偶有阴囊静脉坏死破裂，还可引起睾丸炎或附睾炎，有局部淋巴结肿大。检查自身抗体如抗核抗体、抗内皮细胞抗体等，以及红细胞沉降率、C-反应蛋白等炎症指标即可鉴别。

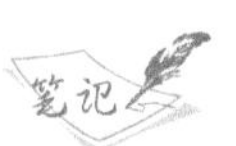

（4）急性女阴溃疡：主要发生于青年女性，起病突然，开始为外阴部溃疡，好发于大、小阴唇的内侧和前庭的黏膜，有的口腔也可发生溃疡。轻者病变浅表，面积小，数目少，病程相对较短；重者溃疡面积大，病变深，发展较快。分泌物涂片、培养，血清学检查，组织病理学检查均可鉴别。

【治疗经过】

艾滋病行“TDF+3TC+EFV”抗病毒治疗至今。生殖器疱疹口服伐昔洛韦片 0.3 g，每日 2 次；免疫增强剂胸腺肽肠溶片 20 mg，每日 2 次；以及硼酸溶液、聚维酮碘溶液湿敷治疗 2 周后溃疡面明显缩小，原方案继续治疗 1 周溃疡完全愈合。3 个月后病情复发，继续原方案治疗 2 周恢复。1 年来多次复发。

病例分析

本例患者年龄较大，先患艾滋病，后继发生殖器疱疹，免疫功能损伤严重造成病情反复。生殖器疱疹的临床表现因免疫缺陷而呈现多样性，而艾滋病患者由于免疫缺陷易感染 HSV，且疱疹的皮损数目多，受累皮肤黏膜范围广，常频繁发作，极易发展成坏死性溃疡、疼痛，愈合较慢，疱疹的皮损处亦易合并细菌、念珠菌感染，影响皮损的愈合，有时临床症状不典型。故艾滋病患者一旦出现外阴溃疡，特别是多处溃疡，除了要考虑到梅毒感染外，最重要的是考虑感染生殖器疱疹的可能性，及时治疗。研究表明，生殖器疱疹与 HIV 感染有关联，生殖器疱疹具有传播性和易复发性，给患者带来极大的身心痛苦。HSV-2 是引起生殖器疱疹的主要病原体，感染后会导致皮

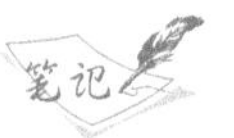

肤黏膜受损及屏障作用被破坏，局部炎症细胞浸润，HIV 黏附和侵入的靶细胞增多。生殖器疱疹与 HIV 感染有一定的协同关系，生殖器疱疹患者 HIV 感染率显著高于普通人群。因此，对生殖器疱疹患者进行 HIV 检测十分必要。

生殖器疱疹是由单纯疱疹病毒感染泌尿生殖器及肛门皮肤、黏膜引起的一种炎症性、复发性疾病。其传染源是生殖器 HSV 感染者，主要传播途径是性接触传播。近年来，生殖器疱疹的发病率在迅速增加，成为许多国家和地区生殖器溃疡的主要组成病种。患者皮肤及黏膜的完整性受到破坏，促进了 HIV 的传播。本例患者感染疱疹并确诊为 HIV 感染，支持生殖器疱疹会增加 HIV 传播的观点，故生殖器疱疹患者应全面进行其他性病实验室项目及 HIV 抗体检查。本例提示：①由于确诊为 AIDS，生殖器疱疹被漏诊。患者实为治疗期间的不洁性交后出现的生殖器疱疹，其后查疱疹病毒阳性及抗病毒治疗有效可以进一步证明。②当两种疾病合并时，生殖器疱疹病情加重。本例患者否认既往疱疹病毒感染史，应为原发性生殖器疱疹，其皮损多于阴部，溃疡较深，疼痛剧烈，持续时间长，呈现慢性和持续性。

综上所述，生殖器疱疹均可促进 HIV 的传播，HIV 感染又可加重生殖器疱疹的病情；在临床工作中详细的病史询问、全面细致的体格检查及完备的实验室检查是必需的。

病例点评

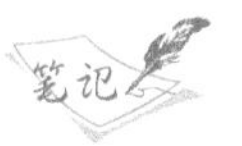

艾滋病合并生殖器疱疹有以下几个特点：①病情严重，病

程长；②临床复发更频繁；③并发症多且严重，常合并细菌或白色念珠菌感染；④治疗较困难，对阿昔洛韦易产生耐药性，常需进行病毒抑制治疗。

文献报道，HIV-GH 病例的皮疹与免疫正常患者的生殖器疱疹不同，表现为皮疹不典型、卫星灶增多、持续时间长、局部损坏严重，需与软下疳、梅毒硬下疳、固定型药疹等鉴别，提醒我们对 HIV 合并生殖器疱疹患者应提高警惕，及时治疗。

约 95% 生殖器疱疹耐药是 *TK* 基因缺陷的耐阿昔洛韦毒株，这些毒株对依赖 *TK* 基因激活的其他同类药物会产生交叉耐药，包括喷昔洛韦、泛昔洛韦，即使增加药物剂量或更改口服为静脉注射也是无效的。需要更换不依赖 *TK* 基因激活的抗病毒药物如膦甲酸钠，它是直接作用于病毒 DNA 聚合酶的。

关于 HIV-GH 患者阿昔洛韦耐药率高的相关研究较少，普遍的解释是宿主因素和病毒因素。HIV 患者抗 HSV 细胞免疫缺陷，GH 容易反复，长期反复使用阿昔洛韦及同类药物，在药物压力的选择下病毒发生突变，导致耐药。对阿昔洛韦和膦甲酸钠都耐药的情况，有文献报道用西多福韦有效；另有人提出用补体 C5a 治疗 HIV/HSV 双重感染包括耐药 HSV；这些病毒在传播过程中，或者在停用阿昔洛韦后，又会发生什么变异？是否恢复对阿昔洛韦的敏感性？多重耐药后如何解决？这些都是需要进一步观察研究的问题，也是诊疗过程中面临的挑战。

（李群辉）

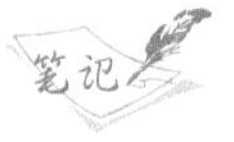

参考文献

[1] 朱邦勇，李民，文春梅，等．梅毒合并其他性传播疾病和 / 或 HIV 感染情况的分析 [J]. 中国皮肤性病学杂志，2007，21（6）：355-356.

[2] 赵辨．临床皮肤病学 [M]. 3 版．南京：江苏科学技术出版社，2001：547.

[3] NAGOT N，OUEDRAOGO A，KONATE I，et al. Roles of clinical and subclinical reactivated herpes simplex virus type 2 infection and human immunodeficiency virus type 1（HIV-1）-induced immunosuppression on genital and plasma HIV-1 levels[J]. J Infect Dis，2008，198（2）：241-249.

[4] BARNABAS R V，CELUM C. Infectious co-factors in HIV-1 transmission herpes simplex virus type-2 and HIV-1：new insights and interventions[J]. Curr HIV Res，2012，10（3）：228-237.

[5] PALU G，BENETTI L，CALISTRI A. Molecular basis of interactions betweenherpes simplex viruses and HIV-1[J]. Herpes，2001，8（2）：50-55.

[6] DELANY-MORETLWE S，LINGAPPA1 J R，CELUM C. New insights on interactions between HIV-1 and HSV-2[J]. Curt Infect Dis Rep，2009，11（2）：135-142.

[7] 陈莉，杨清海，董少良，等．山西省某县艾滋病患者单纯疱疹病毒感染状况及其影响因素的研究 [J]. 中华预防医学杂志，2010，44（6）：526-530.

[8] ALLAN P S，DAS S. Prevalence of HSV-1 /HSV-2 antibodies in HIV seropositive patients in Coventry，United Kingdom[J]. Sex Transm Infect，2004，80（1）：77.

[9] SAMARATUNGA H，WEEDON D，MUSGRAVE N，et al. A typical presentation of herpes simplex（chronicresistant hypertrophic herpes）in a patient uith HIV infection. Pathology，2001，33（4）：532-535

[10] 吴建，贾国泉，吴瑞斌，等．复发性生殖器疱疹患者外周血 T 淋巴细胞和共刺激分子的检测 [J]. 中国皮肤性病学杂志，2010，24（12）：1113-1114，1124.

[11] 田中伟，宋向凤，冯捷，等．不同病程生殖器疱疹患者外周血 Th1/Th2 亚群分布的变化及其临床意义 [J]. 免疫学杂志，2006，22（1）：114-115.

[12] PERTI T，SARACINO M，BAETEN J M，et al. High-Dose valacyclovir decreases plasma HIV-1 RNA more than standard-dose acyclovir in persons coinfected with HIV-1 and HSV-2：A randomized crossover trial[J]. J Acquir Immune Defic Syndr，2013，63（2）：201-208.

[13] PATEL R，ALDERSON S，GERETTI A，et al. European guideline for the

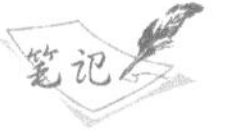

management of genital herpes[J]. Int J STD AIDS，2011，22（1）：1-10.
[14] 让・博洛格尼，约瑟夫・乔伊佐，罗纳尔多・拉皮尼 . 皮肤病学 [M]. 朱学骏，王宝玺，孙建方，等译 . 2 版 . 北京：北京大学医学出版社，2011：1488.

病例 27　艾滋病合并梅毒感染

病历摘要

【基本信息】

患者，男，40 岁，因“全身红斑 1 周”于 2016 年 8 月就诊于我院门诊。

患者于 1 周前无明显原因全身起皮疹，无瘙痒及疼痛，就近就诊，诊断为玫瑰糠疹，予以对症支持治疗和抗病毒治疗，未见明显好转，遂来我院门诊要求进一步诊治。

患者为同性性行为人群，HIV 阳性（WB 确证试验），治疗前 $CD4^{+}$T 淋巴细胞为 125/μL。已进行 ART 数年，病情稳定。

既往史：无乙肝、丙肝及高血压和糖尿病病史。无药物过敏史。

【体格检查】

体温 36.5 ℃，血压 120/85 mmHg，脉搏 65 次 / 分，呼吸 25 次 / 分。神清，精神可，皮肤、黏膜无黄染，躯干及四肢红斑，颜色淡，表面无鳞屑，若隐若现，无明显瘙痒及疼痛。手掌及足底有暗红色圆形红斑，表面干燥，外生殖器无破溃。浅表淋巴结未触及，心、肺、腹未见明显异常，双下肢不肿，NS（–）。

【辅助检查】

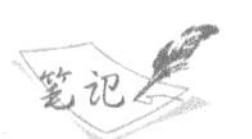

TPPA（+），RPR（+）1：256，梅毒螺旋体荧光抗体 IgM、

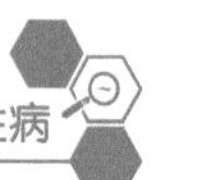

IgG 均阳性。

血常规、尿常规、肝功能、血生化、血脂均未见异常。

$CD4^+T$ 淋巴细胞：360/μL。

HIV 病毒载量＜ 40 copies/mL。

【诊断及诊断依据】

诊断：获得性免疫缺陷综合征

二期梅毒

诊断依据：患者 HIV 抗体阳性并确诊，已进行抗病毒治疗，$CD4^+T$ 淋巴细胞计数 125/μL，ART 方案为“TDF+3TC+EFV”。

手掌及足底有暗红色圆形红斑皮疹、检测示 TPPA 阳性、RPR 阳性，抗体滴度为 1∶256、梅毒免疫荧光抗体 IgM 及 IgG 均阳性，故诊断获得性免疫缺陷综合征、二期梅毒。

【鉴别诊断】

（1）玫瑰糠疹：皮疹横列椭圆形，长轴与肋骨平行，中央多呈橙黄色，边缘则呈玫瑰色，上覆糠状鳞屑，自觉瘙痒，淋巴结不肿大，无不洁性接触史，梅毒抗体阴性。

（2）药疹：躯干可出现大小不等的红斑，但发生迅速，瘙痒著，有服药史，继续服药可加重，停药后可迅速消退，无性病接触史及硬下疳，梅毒抗体阴性。

（3）扁平苔藓：皮疹为多角形，有蜡样光泽，表面有威氏纹，发病过程迟缓，瘙痒剧烈，泛发者少，发生于阴囊者常呈环状，无不洁性接触史，梅毒抗体阴性。

（4）花斑癣：皮疹颜色可有红、浅黄、褐黄、暗棕色，甚至黑褐色。花斑癣发病过程中皮疹颜色多样，倾向融合，有糠

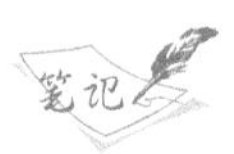

状鳞屑，鳞屑镜检可见大量糠秕孢子菌，梅毒抗体阴性。

（5）脂溢性皮炎：发生于躯干者呈黄红色圆形或椭圆形或不规则形斑疹，境界明显，自觉瘙痒，好发于多脂区，表面有脂样鳞屑，无不洁性接触史，梅毒抗体阴性。

【治疗经过】

先进行青霉素皮试，结果阴性，予以苄星青霉素 240 万 U，1 周 1 次肌内注射，共 3 次。为防止吉海反应，备用醋酸泼尼松 20 mg，同时继续 ART，并嘱 3 个月后复查 RPR。1 周后就诊注射时诉，注射当天晚上头疼加高热，体温达 39 ℃，服用备用的醋酸泼尼松 20 mg，症状缓解。

3 个月后此患者就诊复查，皮疹已消退，无头疼、视力下降、偏瘫及记忆力减退等不适，复查 RPR 抗体滴度 1：16，未予以驱梅治疗，嘱 3 个月后复查，并告知驱梅治疗 1 年内每 3 个月复查 RPR，过 1 年后每 6 个月复查，以后每年复查 1 次。再经过 3 个月患者复查 RPR 示抗体滴度为 1：8，仍未诉不适。检测 $CD4^{+}T$ 淋巴细胞计数 400/μL，复查 HIV-RNA 小于检测值，为进一步诊断建议进行脑脊液检查，1 周后入院行腰椎穿刺，结果显示脑脊液常规及生化均未见异常，脑脊液 TPPA、RPR 及 IgG、IgM、FTA-ABS 试验均阴性。在门诊进行 ART 治疗中，已定期观察梅毒 2 年，未见复发，现每年复查 1 次 RPR，艾滋病及梅毒病情稳定。

病例分析

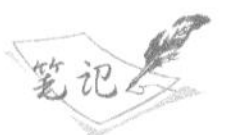

患者为同性性行为人群，HIV 感染 7 年，已进行 ART，

患者以全身皮疹为症状就诊，在外院考虑玫瑰糠疹，治疗后未见病情好转而转入我院。HIV 阳性患者合并梅毒情况，临床很常见，凡 HIV 患者每年需筛查梅毒。此患者也曾于 5 个月前体检时筛查过梅毒，当时未见异常。诊断明确后马上予以驱梅治疗，患者未诉不适，加上考虑早期感染，予以常规驱梅治疗方案，即予以苄星青霉素 240 万 U，双侧臀部各 120 万 U，深部肌内注射，1 周 1 次，共 3 次。患者为 AIDS 合并早期梅毒，为防止吉海反应，予以醋酸泼尼松备用。吉海反应常见于早期梅毒患者，一般于首次苄星青霉素注射后 3 ～ 12 小时出现，表现为高热、寒战、头疼、关节及全身疼痛等感冒样症状，这是由于螺旋体被青霉素杀死时病原体溶解物引起的机体反应，一般不严重，持续 4 ～ 5 小时后可自行缓解。但此患者合并 AIDS，考虑合并心血管或神经梅毒可能，备预防用药。当天晚上发热及头痛，用醋酸泼尼松后缓解，未进行其他对症处理。治疗后患者于 3 个月复查 RPR，示抗体滴度为 1 ∶ 16，无不适，滴度降低明显，未予以继续驱梅治疗，等 3 个月再观察。发现滴度降至 1 ∶ 8，因合并 HIV 感染考虑合并神经梅毒可能性，进行腰穿刺行脑脊液检查排除神经梅毒诊断。后定期进行血液检查，梅毒未见复发。

病例点评

此病例为典型的 AIDS 合并梅毒病例，临床上艾滋病患者合并梅毒较常见，因两种疾病感染途径相同，艾滋病患者免疫力低下易受梅毒感染。患者已进行 ART，病情平稳，免疫学、

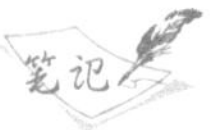

病毒学指标都正常。因典型的二期梅毒皮疹就诊，经诊断后予以正规驱梅治疗，并预防吉海反应。经治疗，3 个月后复查梅毒滴度，下降顺利，无临床症状未予继续治疗。考虑此患者是 AIDS，可以直接进行腰穿刺进一步排除神经梅毒，有时梅毒螺旋体在全身系统性播散的初期即可侵犯脑膜，此后如果未经治疗或治疗不足，可出现梅毒性脑膜炎，随着病情发展可导致脑膜血管梅毒、脊髓痨或麻痹性痴呆等。由于组织病理性改变，神经梅毒分类较复杂，几种类型可共同存在，而且对机体危害大，不能忽视，特别是合并 HIV 者，比普通人群神经梅毒感染力更高，建议尽量早期进行腰穿刺排除。此患者进行正规驱梅治疗，并排除神经梅毒，取得良好效果。治疗后未见复发，与早期发现、足量、早期治疗有关。

（张京姬）

参考文献

[1] 中国疾病预防控制中心性病控制中心，中华医学会皮肤性病学分会性病学组，中国医师协会皮肤科医师分会性病亚专业委员会 . 梅毒、淋病、生殖器疱疹、生殖道沙眼衣原体感染诊疗指南（2014）[J]. 中华皮肤科杂志，2014，47（5）：365-372.

[2] 中华人民共和国国家卫生和计划生育委员会 . 国家卫生计生委办公厅关于修订艾滋病患者免费抗病毒治疗标准的通知 [Z]. 北京：国卫办医函 [2014] 326 号，2014.

[3] 欧强，卢峪霞 . 神经梅毒研究进展 [J]. 临床神经病学杂志，2013，26（1）：78-79.

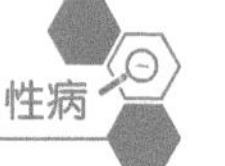

病例 28　艾滋病合并尖锐湿疣

病历摘要

【基本信息】

患者，男，26 岁，因“HIV 阳性 2 周，肛门赘生物伴瘙痒 1 个月”就诊于我院门诊。

患者于 1 个月前无明显原因肛周瘙痒，但无疼痛，发现有赘生物，以为痔疮未引起重视，近期瘙痒加重，赘生物数目变多而且体积变大，为进一步诊治，来我院门诊。

流行病学史：患者为同性性行为人群，无乙肝、丙肝史。

【体格检查】

体温 36.5 ℃，血压 120/85 mmHg，脉搏 65 次 / 分，呼吸 25 次 / 分。神清，精神可，皮肤、黏膜无黄染，浅表淋巴结未触及，心、肺、腹未见明显异常，双下肢不肿，NS（－）。

专科检查：肛门周围散在赘生物，表面有棘刺，醋酸白试验（+）。肛门镜检示直肠黏膜散在赘生物，醋酸白试验（+）。

【辅助检查】

HIV 抗体（+），TPPA 及 RPR（－）。

$CD4^+$T 淋巴细胞：78/μL。

HPV16 型（+）。

【诊断及诊断依据】

诊断：尖锐湿疣

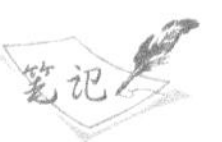

获得性免疫缺陷综合征

艾滋病期

诊断依据：患者为同性性行为人群，有肛周赘生物，醋酸白试验（+）。肛门镜检示直肠黏膜散在赘生物，醋酸白试验（+）。查 HPV 病毒，示高危病毒 16 型（+），故诊断肛门尖锐湿疣。

HIV（金标法）、HIV（ELISA 法）均阳性，HIV 确证试验 WB 阳性。$CD4^{+}T$ 淋巴细胞 78/μL，故诊断获得性免疫缺陷综合征，艾滋病期。

【鉴别诊断】

（1）扁平湿疣：二期梅毒的特征性损伤，表现为外阴肛周部位成群的扁平丘疹，表面光滑潮湿，不角化，组织液暗视野显微镜检查可发现大量梅毒螺旋体，梅毒血清学试验阳性可确诊。

（2）珍珠样阴茎丘疹：珍珠样阴茎丘疹是一种良性增生，好发于青年或中年男性，发生在男性龟头冠状沟边缘的细小圆锥状、沿冠状沟排列成一行或数行，与周围皮肤颜色相似，其皮疹为直径 1 ～ 3 mm 大小的珍珠状、白色、黄色或红色的半透明丘疹，不痛不痒。虽然对生活没有影响，但患者常因误认为是尖锐湿疣而产生较大的心理压力。醋酸白试验阴性。HPV 检测阴性。

（3）传染性软疣：由传染性软疣病毒感染引起。青少年多见，好发于躯干，也多见于外生殖器及其周围。典型皮损为米粒大小的半球形丘疹，中央微凹，如脐窝，表面呈蜡样光泽，

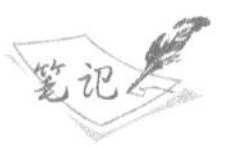

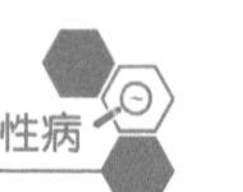

顶端挑破后可挤出乳白色酪样物质称为软疣小体，数目多少不等。

（4）鲍温病样丘疹病：发生于外生殖器的褐色扁平丘疹，与 HPV 感染有关。好发于青壮年男性的阴茎和龟头部位，皮损表现为多发的扁平丘疹，褐色或黑褐色，边界清楚，散在或群聚性分布，无明显自觉症状。

【治疗经过】

局部疣体予以冷冻治疗，并予以盐酸伐昔洛韦口服及局部伤口愈合处理，并嘱每周 1 次定期复诊。患者复查时，对未脱落干净的或新发现的疣体继续进行冷冻治疗，疣体渐脱落，数目减少。

治疗尖锐湿疣的同时，尽早完善 HIV 相关化验后启动 ART，治疗方案为 TDF+3TC+LPV/r，同时予以复方磺胺甲噁唑，每日 1 片，预防机会性感染。

患者尖锐湿疣病程长，疣体反复发作，建议冷冻治疗同时进行肛门内光动力治疗，方法：用盐酸氨酮戊酸外用散，配制成浓度 20% 溶液，涂药时在皮肤皱褶处涂满，范围应大于疣体 0.5 ～ 1 cm，药物保留 3 小时。3 小时后激光照光治疗，光波波长 645 nm，能力密度 100 ～ 150 J/cm^2，每次照射 40 分钟，每周 1 次，共 5 次。

经光动力治疗和 HIV 抗病毒治疗，病情明显好转，疣体脱落以后随访 3 个月，2 次复发，予以冷冻治疗后未见复发，3 个月后复查 CD4$^+$ 细胞，达到 158/μL，目前定期复查尖锐湿疣，并坚持 ART。

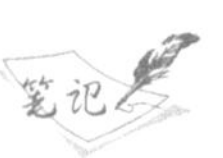

病例分析

患者为年轻同性性行为人群，以肛周不适，伴赘生物就诊，诊断肛门及肛门内尖锐湿疣，对症治疗，同时体检发现HIV感染，尖锐湿疣治疗同时进行ART，患者治疗前免疫力较差，$CD4^{+}T$淋巴细胞低，予以ART治疗过程中，疣体反复发作，尖锐湿疣的病程与机体免疫特别是细胞免疫功能低下密切相关，造成尖锐湿疣易复发的原因还有HPV潜伏感染、病毒的再活动和局部免疫功能低下。HIV合并尖锐湿疣也提示免疫力功能明显降低，故予以肛门艾拉光动力治疗。在进行从“点”到“面”的艾拉光动力治疗中，5-氨基酮戊酸，是血红素循环的中产物，在细胞内可转化成光敏剂原卟啉Ⅸ，在特定波长光照射下原卟啉Ⅸ产生单态氧，可使异常增生的细胞凋亡、自噬或坏死，而不损伤正常细胞。光动力疗法还能直接损伤增生血管和诱发机体局部免疫反应，不仅可以祛除小疣体，还能清除亚临床感染，有利于降低复发率。

ART显著提高了$CD4^{+}T$淋巴细胞数目，随着机体的免疫功能恢复，又降低了尖锐湿疣复发率。患者经3个月的抗病毒治疗，$CD4^{+}T$淋巴细胞数上升较快，基本控制了尖锐湿疣。

病例点评

近年来的研究发现，性病患者特别是伴有生殖器溃疡如梅毒、生殖器疱疹、尖锐湿疣等患者，HIV传播的危险性增加了5～10倍。我院以性病就诊的同性性行为人群患者中，HIV阳

性比例逐年增多，其中尖锐湿疣合并 HIV 感染逐渐增多，随着免疫功能缺陷的加重，容易出现巨大尖锐湿疣和癌变。

尖锐湿疣的治疗周期长、治疗过程痛苦，给患者带来巨大的心理压力，严重影响患者的身心健康。目前尚没有清除 HPV 感染的药物，临床治疗以清除疣体为主，防止复发为辅。虽然治疗方法很多，但复发率高仍是困扰医患的难题，光动力治疗复发率低、不良反应小，但价格昂贵，治疗耗时、疗程长，患者依从性差，临床主要用于特殊部位（如尿道、肛管）及顽固性尖锐湿疣的治疗。该例患者及时进行体检筛出 HIV 感染，并尽早进行了有效 ART，使患者的 $CD4^{+}$T 淋巴细胞水平升高，免疫系统逐步重建，再局部加用光动力激光治疗，减少了尖锐湿疣复发，缩短了病程，提高了患者生活质量。

此病例提示，临床工作中，同性性行为人群必须筛查 HIV，以免延误病情。合并尖锐湿疣患者用综合治疗方法，可缩短病程，降低复发，提高患者的生活质量。

（张京姬）

参考文献

[1] 中华医学会皮肤性病学分会性病学组，中国医师协会皮肤科分会性病亚专业委员会 . 尖锐湿疣临床诊疗与防治指南 [J]. 中国艾滋病性病，2015，21（2）：172-174.

[2] 米霞，吕世超，刘军连，等 . 5- 氨基酮戊酸光动力疗法治疗人乳头瘤病毒感染 [J]. 中国医学文摘（皮肤科学），2015，32（2）：141-145.

[3] 包振宇，邹先彪，杨宇光，等 . 光动力疗法治疗尖锐湿疣的研究进展 [J]. 传染病信息，2015，28（3）：189-192.

[4] HUANG J H，ZENG Q H，ZUO C X，et al. The combination of CO_2 laser

vaporation and photodynamic therapy in treatment of condylomata acuminata[J]. Photodiagn Photodyn Ther，2014，11（2）：130-133.

[5] 邹先彪，张云杰，杨宇光，等 . 5- 氨基酮戊酸光动力治疗肛管内尖锐湿疣 56 例疗效分析 [J]. 中国临床医生，2013，41（1）：36-38.

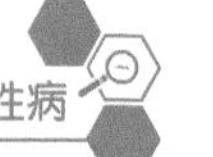

病例 29　妊娠期合并尖锐湿疣

病历摘要

【基本信息】

患者，女，32 岁，以“妊娠 8 周，外阴赘生物 1 周”来我院就诊。

患者妊娠 8 周，1 周前自觉外阴部不适，现来我院就诊。

既往史：体健，否认冶游史，否认吸毒及输血史，追问知其配偶曾有冶游史。

【体格检查】

体温 36.5 ℃，血压 110/70 mmHg，脉搏 80 次 / 分，呼吸 20 次 / 分。神志清，精神可，心肺未见明显异常。

专科查体：双侧小阴唇内侧、双侧腺体窝、会阴联合可见多发毛刺状赘生物，有米粒至黄豆大小，表面暗红色，部分赘生物触之有出血。

【辅助检查】

醋酸白试验（+）。

【诊断及诊断依据】

诊断：妊娠合并尖锐湿疣。

诊断依据：患者为育龄妇女，妊娠 8 周，查体可见外生殖器赘生物，醋酸白试验阳性，妊娠合并尖锐湿疣诊断明确。

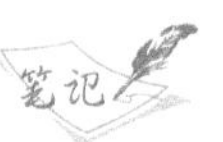

【鉴别诊断】

（1）珍珠样阴茎丘疹：发生在成年男性冠状沟与龟头交界处的针头大小的圆锥形小丘疹，直径 1 ～ 3 mm，白色、肤色或淡红色的小丘疹，不融合；沿龟头后缘冠状沟处排列成一行或数行，呈淡红色或淡黄色，发亮，质硬，无压痛，不会增生，无功能障碍，醋酸白试验阴性，是一种正常的生理变异，不需治疗。

（2）绒毛状小阴唇：又称假性湿疣，直径 1 ～ 2 mm 的淡红色或白色丘疹，表面光滑，排列密集而不融合，对称分布于两小阴唇内侧和尿道口周围黏膜，呈鱼子状丘疹或绒毛样指状突起，湿润而柔软，醋酸白试验阴性，是正常的生理变异，不需治疗。

（3）扁平湿疣：二期梅毒特征性损伤，表现为外阴、肛周部位成群的扁平丘疹，表面光滑潮湿，不角化，组织液暗视野显微镜检查可发现大量梅毒螺旋体，梅毒血清学试验阳性。

（4）鲍温样丘疹病：发生于男女两性外阴部位成群的扁平、棕红色或褐色小丘疹，组织病理为原位癌样表现。

（5）鳞状细胞癌：多见于年长者，皮损向上增生明显，向组织内浸润性生长，容易发生破溃感染，组织病理检查可见细胞异变，无空泡化细胞。

（6）皮脂腺异位症：又名 Fordyee 病，为淡黄色成群分布的小丘疹，直径 1 mm 左右，组织学检查可见成熟的皮脂腺组织。

【治疗经过】

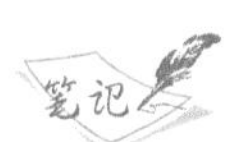

建议患者可等生育后再行治疗，如疣体较大，可冷冻治疗。

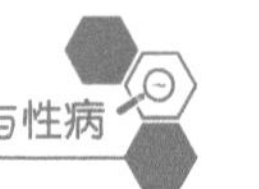

病例分析

尖锐湿疣又称生殖器疣或性病疣，是由人乳头瘤病毒感染引起的主要发生在肛门生殖器部位的性传播性疾病。90% 尖锐湿疣是由无致瘤型的 HPV6 型或 HPV11 型引起；在发现生殖器疣之前或同时就可以简单地发现这些类型病毒的感染。偶尔也会发现感染 HPV16、HPV18、HPV31、HPV33 和 HPV35 型（通常与 HPV6 型或 HPV11 型病毒同时感染），并且和高度鳞状上皮内病变有关，特别是在艾滋病病毒感染者中。除了生殖器疣，HPV6 和 HPV11 型人乳头瘤病毒还可能会造成结膜、鼻部、口部和喉部的疣。

尖锐湿疣的潜伏期为 1 ～ 8 个月，平均 3 个月。尖锐湿疣虽然常见且为良性，但该诊断可能会对一些人带来重大的心理影响。虽然可以对尖锐湿疣进行治疗，但这种治疗无法消除病毒。所以，治疗后尖锐湿疣复发较常见，特别是在前 3 个月。

女性好发于阴唇、阴蒂、宫颈、阴道和肛门，初起为淡红色丘疹，渐次增大增多，融合成乳头状、菜花状或鸡冠花状增生物，根部可有蒂，因分泌物浸润表面呈白色、污灰色或红色，可有痒感、灼痛和恶臭。肛门、阴道、子宫颈尖锐湿疣有疼痛或性交痛和白带增多。约 70% 患者无任何症状。

尖锐湿疣的诊断依据：

①在生殖器、会阴、肛门部位检查见有乳头状或鸡冠状增生物可做出临床判断。

②病理检查是诊断 HPV 感染的主要依据。

③醋酸白试验对诊断有一定帮助，但是特异性不高。

④做巴氏涂片，可见挖空细胞与角化不良细胞同时存在，对诊断有帮助。

⑤需与二期梅毒扁平湿疣、阴茎珍珠样丘疹、女阴假性湿疣和生殖器癌相鉴别。

不推荐对肛门生殖器疣体进行人乳头瘤病毒检测，因为检测结果具有不确定性且不会影响尖锐湿疣的临床管理。

尖锐湿疣的治疗应采用综合疗法，大多数肛门生殖器疣在治疗后 3 个月内出现效果。影响疗效的一些因素包括免疫功能低下及医嘱的依从度。一般来说，在潮湿表面上的疣或在擦烂的区域的疣对局部治疗的反应最佳。

尖锐湿疣的治疗方案：

①局部病灶可采取物理治疗，包括 CO_2 激光、液氮冷冻、微波、手术或光动力治疗祛除疣体。

②外用药物治疗，包括 0.5% 足叶草毒素酊（鬼臼毒素酊）或 5% 咪喹莫特霜，这两种药物均对孕妇忌用。

③全身疗法，可配合使用干扰素、IL-2 和抗病毒药物抑制复发。

局部疣体消失，半年未见新发疣体，即可判定痊愈。

引起尖锐湿疣的病毒类型可以在不引起可见体征的情况下传播给另一个人。性伴侣经常会互相感染人乳头瘤病毒，但感染体征（如疣）可能只出现于一方，或双方都不出现。持续且正确使用安全套或许可以降低尖锐湿疣的感染概率。性伴侣如果未有疣体发生，可暂缓治疗，待出现体征后再行诊治，如观察半年未出现病症，可停止观察。

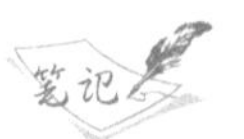

极少情况下，HPV6 和 HPV11 型可以导致婴儿和儿童患呼

吸道乳头状瘤病，但具体的传播途径不明，也有研究表明剖宫产不能阻止新生儿 HPV 感染，虽婴幼儿的转阴率极高，选择性剖宫产较经阴道分娩对婴儿也无显著的保护作用。所以，不应单独使用剖宫产以预防新生儿感染人乳头瘤病毒，若疣体将盆骨出口阻塞，或顺产将造成大量出血时，建议进行剖宫产。应对患病的孕妇进行宣教，告知其新生儿呼吸道乳头瘤发病率极低，母乳喂养不增加婴儿 HPV 感染概率。

病例点评

此例患者妊娠期发现外阴赘生物，不除外假性湿疣，但结合临床表现、辅助检查，诊断明确。妊娠期感染尖锐湿疣，并不是终止妊娠的指征。妊娠期间疣体可能会增生且变得脆弱，但部分患者产后可自动消失。虽然可以考虑在妊娠期间将疣移除，但妊娠足月前可能治疗效果不完全或不理想。妊娠期间应避免使用足叶草毒素酊或咪喹莫特霜。

（刘　安）

参考文献

[1] 廉姆•詹姆其，蒂莫西•伯杰，德克•艾尔森．安德鲁斯临床皮肤病学 [M]. 徐世正，译．11 版．北京：科学出版社，2015.

[2] 赵辩．中国临床皮肤病学 [M]. 4 版．南京：江苏科学技术出版社，2010：1894.

[3] 孙丽君，李在村．女性和 HIV 临床实用问答 [M]. 北京：人民卫生出版社，2018：107-110.

[4] 孙丽君，吴若君．性传播疾病诊疗指南（2015 版）[M]. 北京：人民卫生出版社，2018：103-114.

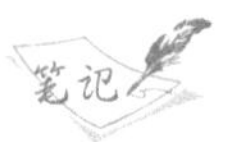

第七章
艾滋病、梅毒母婴阻断

病例 30　妊娠合并 HIV 感染

病历摘要

【基本信息】

患者，女，28 岁，因“妊娠 12 周发现 HIV 抗体可疑 2 天”就诊。

患者于 2 天前因 12 周产检于当地妇产医院进行血液检测，各项指标均正常，但 HIV 初筛可疑，遂转至我院就诊。

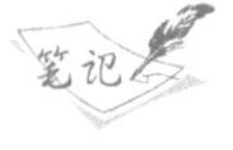

既往史：体健，否认冶游史，否认吸毒及输血史，追问知其配偶曾有冶游史。

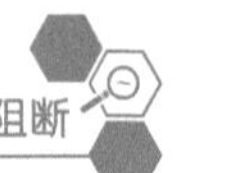

【体格检查】

体温 36.5 ℃，血压 110/70 mmHg，脉搏 80 次 / 分，呼吸 20 次 / 分。神志清，精神可，心肺未见明显异常。

【辅助检查】

门诊接诊后立即给予 HIV 抗体检测、$CD4^+T$ 淋巴细胞及病毒载量检测，结果显示 HIV 抗体初筛结果可疑，$CD4^+T$ 淋巴细胞为 250/μL。HIV 确证试验结果显示为阳性且病毒载量为 5000 copies/mL。

【诊断及诊断依据】

诊断：妊娠合并 HIV。

诊断依据：患者孕 12 周。HIV 初筛可疑，$CD4^+T$ 淋巴细胞较低，配偶曾有冶游史，HIV 确证试验结果显示为阳性且病毒载量为 5000 copies/mL，妊娠合并 HIV 诊断明确。

【治疗经过】

建议患者立刻进行抗病毒治疗。患者与家属商量后，同意开始抗病毒治疗。考虑患者目前已妊娠 12 周，为尽快降低病毒载量，建议患者服用 TDF/FTC+RAL，本方案的药物不良反应相对较少。

病例分析

目前全球大约 3510 万人携带 HIV 病毒，其中 50% 携带 HIV 病毒的成年人为女性，而在这 50% 中有 15% 携带 HIV 病毒的女性年龄为 15 ～ 24 岁，属于育龄期。每年大约有 140 万

女性怀孕分娩，如果未采取任何干预措施，其后代垂直传播率将达到 15% ～ 45%。

对于女性 HIV 感染者，DHHS 指南推荐：所有目前不希望怀孕的女性应获得有效且适当的避孕方法，以减少意外怀孕的可能性。感染 HIV 病毒的妇女可以采用所有可用的避孕方法，包括激素避孕（如避孕药、贴片节育环、注射药物、植入药物）和宫内节育器。要注意的是，一些抗病毒治疗药物与利福平的使用可降低口服避孕药的有效性。

一般情况下，HIV 阳性的女性在受孕前即开始抗病毒药物的治疗，可以显著降低 HIV 母婴垂直传播的风险。但是有的指南认为过早地进行抗病毒治疗，育龄妇女在妊娠期和围生期患抑郁症的风险较高，因此建议妊娠期及产后再对 HIV 阳性女性进行联合抗病毒治疗，但研究表明妊娠期及产后女性抗病毒治疗依从性不佳。

减少 HIV 母婴传播的方法如下：方法一，对于 HIV 感染的育龄期妇女应尽早进行抗病毒治疗，尤其是孕期更应尽早进行治疗；方法二，孕妇病毒载量与 HIV 母婴传播风险关系最大，因此还需要尽可能快地抑制 HIV 病毒复制，应每月进行一次病毒载量的检测，直至检测不出，然后每 3 个月检测一次，如无条件至少应在妊娠 34 ～ 36 周时检测一次，以评估分娩方式；方法三，孕期抗病毒治疗需要考虑多种因素，包括并发症、便利性、不良反应、药物相互作用、耐药性检测结果、药代动力学等，同时还要保证得到持久的病毒抑制和长期有效的治疗。

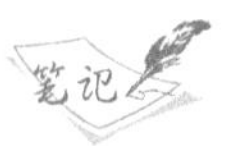

《中国艾滋病诊疗指南》2018 版指出，HIV 母婴垂直传播阻断的药物首选方案为 TDF/FTC（或 TDF+3TC 或 ABC/3TC 或 ABC+3TC）+LPV/r（或 RAL）；次选方案为 TDF/FTC（或 TDF+3TC 或 ABC/3TC 或 ABC+3TC 或 AZT/3TC 或 AZT+3TC）+EFV（妊娠 3 个月内禁用 EFV）或 DTG 或 RPV 或 NVP。以整合酶抑制剂为核心的 ART 治疗方案可以快速降低病毒载量，减少新生儿产时感染的风险，减少毒副反应，提高孕产妇依从性，同时减少医务人员职业暴露发生风险。但要注意的是，感染 HIV 的孕妇，不论其 $CD4^{+}T$ 淋巴细胞计数多少或临床分期如何均应终身接受抗逆转录病毒治疗；DTG 虽然纳入备选方案，但目前仍不推荐在妊娠 8 周内使用；NVP 不良反应较多，而且只可以用于 $CD4^{+}T$ 淋巴细胞＜ 250/μL 的女性，RPV 不能用于 HIV 病毒载量＞ 10×10^{4} copies/mL 和 $CD4^{+}T$ 淋巴细胞计数＜ 200/μL 的患者。2018 年国际五大指南对于 HIV 感染孕产妇用药也提出把以整合酶抑制剂为核心的 ART 治疗方案作为首选，但是特别指出在受孕期间或者第一孕期 DTG 可能存在增加神经管缺陷的风险。神经管缺陷发生在孕早期，很多孕妇在此期间甚至尚不知道自身处于怀孕状态。鉴于此原因，育龄女性应该和医务人员讨论其他不含 DTG 的抗病毒药物方案；决定服用含 DTG 方案的育龄女性，在 HIV 治疗期间应该持续使用有效避孕措施（如安全套）；正在服用包含 DTG 方案的女性，应与医务人员讨论有效的计划生育措施，在使用包含 DTG 方案前，需要进行妊娠试验来确定是否已经怀孕。

HIV 产妇在新生儿出生后选择喂养方式时不仅要考虑到哪种方式给婴儿带来的感染风险最低，同时还要考虑婴儿的营养是否可以得到满足、喂养时是否会增加细菌感染的机会、是否具备安全喂养的条件，以及喂养需要付出的费用家庭是否可以承担等。我国推荐配方奶粉进行人工喂养，但是如果没有安全的人工喂养条件及质量保证的配方奶粉，或者受宗教文化约束，在有些地区也可以进行纯母乳喂养，杜绝混合喂养。

为了保证婴幼儿 HIV 暴露阻断成功，应该在出生后尽早开始服用抗病毒药，最好在分娩后 6 ～ 12 小时内开始。对于母亲已接受抗病毒治疗，依从性较好且达到长期病毒学抑制者，可给予 AZT 或 NVP 进行 4 周预防；对于孕期抗病毒治疗没有达到长期病毒学抑制、抑制不满 4 周或产时发现 HIV 感染的孕产妇所生婴幼儿应使用 AZT 或 NVP 6 ～ 12 周。HIV 阳性孕产妇急产的新生儿，国内外共识是应用三联药物治疗，但应配备相关的感染科和儿科医师，承担儿童并发症的诊疗。

对于婴幼儿 HIV 感染的诊断，围生期和产后 HIV 暴露的婴儿及 18 个月以下儿童的 HIV 诊断必须使用直接检测 HIV 的病毒学方法（即 HIV RNA 和 HIV DNA 核酸检测），不应使用 HIV 抗体检测方法。明确排除非母乳喂养的婴儿中 HIV 感染需基于两次或多次病毒学检测阴性结果。由于围生期 HIV 暴露的婴幼儿 18 ～ 24 个月时偶尔会有残留的母亲 HIV 抗体，因此 HIV 抗体呈阳性的这一年龄组儿童应该基于 HIV 核酸检测来最终排除或确认 HIV 感染。非围生期暴露的儿童或年龄超过 24 个月的围生期暴露儿童主要依赖于 HIV 抗体（或抗

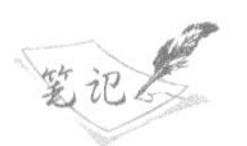

原 / 抗体）检测进行诊断；当怀疑有急性 HIV 感染时，可能需要加用 HIV 核酸检测进行诊断。

病例点评

预防艾滋病母婴传播的有效措施：尽早开始抗病毒治疗 + 安全助产 + 产后喂养指导。患者妊娠期间发现 HIV 初筛可疑，且 $CD4^{+}$T 淋巴细胞计数较低，考虑妊娠合并 HIV 可能性较大，虽暂无确证结果及载量结果，但按照国家指南要求，疑似 HIV 感染孕妇均按阳性患者处理，仍需尽早进行抗病毒治疗。

对于预防艾滋病母婴传播应该综合考虑 3 个原则：①降低 HIV 母婴传播率；②提高婴儿健康水平和婴儿存活率；③关注母亲及婴儿的健康。

对于孕妇，除完善相关常规检测，还应在治疗前进行耐药检测，以完善治疗方案；同时应指导孕妇产后继续抗病毒治疗及正规避孕，避免计划外妊娠。对于新生儿，应当提倡人工喂养，避免母乳喂养，杜绝混合喂养；同时，应为 HIV 感染孕产妇所生新生儿提供常规保健、免疫接种等服务。

（刘　安）

参考文献

[1] 中华医学会感染病学分会艾滋病丙型肝炎学组，中国疾病预防控制中心．中国艾滋病诊疗指南（2018 年版）[J]. 中华内科杂志，2018，57（12）：867-884.

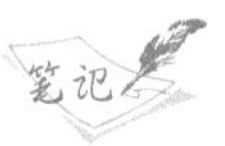

[2] Panel on treatment of pregnant women with HIV infection and prevention of perinatal transmission. Recommendations for the use of antiretroviral drugs in pregnant women with HIV infection and interventions to reduce perinatal HIV transmission in the United States[M]. 2018：30-280. https://clinicalinfo. hiv. gov/site/default/files/guidelines/documents/Perinatal-GL-2020. paf.

[3] 孙丽君，李在村 . 女性和 HIV 临床实用问答 [M]. 北京：人民卫生出版社，2018：18-42，157-116.

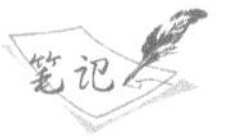

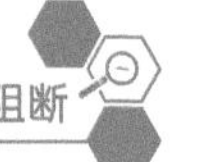

病例 31　妊娠期梅毒母婴阻断

病历摘要

【基本信息】

患者，女，23 岁，主因“孕 13 周 +4 天，双手掌、足底红斑 2 个月，肛周斑块 1 个月”于 2016 年 11 月 24 日到我院就诊。

患者孕后 2 个月无明显诱因于双手掌、足底出现散在分布红斑，无自觉症状，未在意，后皮疹渐增多，近月来肛周出现多个赘生物，自觉潮湿，有渗液，增大明显，部分融合成斑块，为进一步明确诊断到我院就诊。患者孕中呕吐、胎动明显，无发热、肌肉痛、骨骼痛、头痛等，精神、饮食、睡眠尚可。

既往史：患者发病前有婚外性接触史，否认有静脉吸毒史，无肛周、外阴破溃史。其丈夫未有不适。

【体格检查】

一般状况可，全身浅表淋巴结未触及。

系统检查：腹部膨隆，心肺无异常，肝脾未触及，四肢活动自如，NS（–），余无特殊。

专科检查：胎儿发育正常，胎动活跃，符合月龄发育。双手掌、足底可见密集分布有大小不等圆形或椭圆形玫瑰色斑，大部分红斑周围脱屑呈领圈状，肛周见散在分布类圆形暗红色

斑块，表面光滑湿润，部分为灰白色薄膜覆盖，界清，部分皮损呈菜花状、乳头状，触之柔软，无压痛。

【辅助检查】

RPR（+），滴度（1∶64），FTA-ABS 试验 IgG、IgM 均（+），TPPA（+）。

HIV 抗体（初筛试验）（–）。

患者丈夫 FTA-ABS 试验 IgG、IgM 均（+），RPR（+），滴度（1∶16），TPPA（+），HIV 抗体（初筛试验）（–）。

【诊断及诊断依据】

诊断：妊娠 13 周 +4 天

二期梅毒

诊断依据：孕 13 周 +4 天，双手掌、足底红斑 2 月，肛周斑块，双手掌、足底可见密集分布大小不等圆形或椭圆形玫瑰色斑，大部分红斑周围脱屑；肛周出现多个赘生物，自觉潮湿，有渗液，增大明显，部分融合成斑块是“扁平湿疣”的特点，也是“二期梅毒”临床表现的特征；RPR（+），滴度（1∶64），FTA-ABS 试验 IgG、IgM 均（+），TPPA（+）。

【鉴别诊断】

（1）一期梅毒硬下疳应与软下疳、固定性药疹、生殖器疱疹等鉴别。

（2）一期梅毒近卫淋巴结肿大应与软下疳、性病性淋巴肉芽肿引起的淋巴结肿大相鉴别。

（3）二期梅毒的皮疹应与玫瑰糠疹、多形红斑、花斑癣、银屑病、体癣等鉴别。

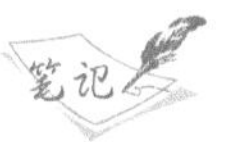

（4）扁平湿疣应与尖锐湿疣相鉴别。

【治疗经过】

建议及时行母婴阻断治疗，患者及其丈夫同时给予苄星青霉素 240 万 U，分两侧臀部肌内注射，每周 1 次，连续 3 次，为 1 个疗程。患者治疗中出现低热，全身不适，类似“感冒样”的“吉海反应”，对症处理后 3 天缓解。每月检测 1 次 RPR，在第 1 次治疗结束时 RPR 滴度下降至 1∶8，以后每月检测 1 次 RPR，波动在 1∶（4 ～ 8）。3 个月后皮疹基本消退。孕 29 周 +5 天复查 RPR 为 1∶2，再次进行阻断治疗，方案同首次阻断。治疗观察期间定期监测胎儿发育情况，胎心、胎动均正常，家属不愿放弃，坚决保留孩子。孕 36 周 +2 天再次到我院就诊，RPR 1∶2，皮疹消失。

于孕 37 周 +3 天在我院妇产科剖腹产，生下一男婴，体重 3.2kg，脐带血检测 TPPA（+），RPR（+）1∶1，当即按 50 000 U/kg 注射 1 次苄星青霉素。新生儿出生后 3 个月检测：TPPA（+），RPR（+）1 ∶ 1，6 个月检测 TPPA（+），但 RPR（–）；9 个月时 TPPA（+），RPR（–）；12 个月后 TPPA、RPR 均（–），阻断成功。

患者的丈夫经治疗后 2 年，TPPA（+），RPR（+）1 ∶ 8，建议半年后复诊。

病例分析

梅毒是由苍白密螺旋体引起的一种具有高度传染性的性传播疾病，可侵犯人体的各个组织和器官，并产生多种多样的临

床症状和体征。近年来，虽然国家加大了梅毒预防和婚前检查的宣传力度，其发病率尤其是妊娠梅毒的发病率仍然呈上升趋势。

梅毒螺旋体感染引起滋养细胞的水肿及坏死，从而破坏孕妇滋养细胞层细胞的屏障，通过脐动脉进入宫内，引起宫内感染，而这一过程贯穿整个妊娠期，可引起流产、死胎、早产，甚至胎儿畸形及产下先天梅毒胎儿，对患者、胎儿及家庭的影响都较大，因此早期诊断、早期治疗尤为重要。在临床中，绝大多数妊娠梅毒为潜伏梅毒，在 20 周前经过规范的阻断治疗可有效地控制和减少梅毒患儿的出生。

该病例孕妇虽为二期梅毒，在怀孕后的前 3 个月即进行阻断干预治疗，规程动态监测，胎儿出生后 12 个月，阻断成功。因此，对孕妇梅毒的筛查及早治疗极为重要，这提示在今后的临床工作中，遇合并梅毒的孕妇一定要重视对其进行早期抗梅毒治疗，并做好健康宣教，让孕妇学会自我管理，及时按以下要求到医院检查治疗及随访管理。

1. 孕期检测发现梅毒感染的患者

（1）孕早期发现梅毒感染的孕妇：在孕早期及孕晚期各提供驱梅治疗 1 个疗程。

（2）孕中晚期发现梅毒感染的孕妇：立即给予 2 个疗程的驱梅治疗，2 个治疗疗程间隔 4 周以上，第 2 个疗程应在孕晚期进行。

（3）临产时发现梅毒感染的孕妇：立即给予驱梅治疗。

（4）既往梅毒感染 [血清 TPPA（+）RPR（–）的单阳者]

孕妇的处理：给予 1 个疗程的驱梅治疗。

（5）梅毒感染孕妇的随访：治疗后每月随访 1 次，产后随访同非孕妇梅毒感染者。

（6）非孕妇梅毒感染者随访：治疗后每 3 个月做临床和血清学随访 1 次，3 ～ 6 个月时 RPR 抗体滴度应有 4 倍以上的下降，证明治疗有效。

2. 孕期接受治疗的孕妇所分娩的新生儿的治疗和随访

（1）儿童非螺旋体试验阴性，也无先天梅毒的表现：定期随访。

（2）儿童非螺旋体试验阳性，但滴度不足母亲的 4 倍，也无先天梅毒的表现：给予预防性治疗并随访。

（3）有先天梅毒表现，非螺旋体试验阴性或阳性但滴度不足母亲的 4 倍：按先天梅毒处理并随访。

（4）无论有无先天梅毒的表现，非螺旋体试验滴度≥母亲的 4 倍：按先天梅毒管理。

病例点评

国外研究中，对妊娠合并梅毒患者行规范治疗，二期梅毒治疗后可预防 94% 新生儿患先天性梅毒，一期梅毒和晚期潜伏梅毒治疗后也可预防新生儿患先天性梅毒，如在妊娠 20 周内治疗，则可预防 99% 新生儿患先天性梅毒。

国内研究中，通过及时诊断和治疗妊娠合并梅毒，99% 孕妇可获得健康婴儿。

所以，梅毒感染的孕妇不必担心，患了梅毒怀孕后只要早

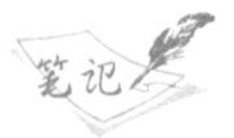

期发现、积极治疗，尽量在孕后 20 周内行阻断治疗，完全可以生出健康的宝宝。

（李群辉）

参考文献

[1] 赵辨 . 临床皮肤病学 [M]. 3 版 . 南京：江苏科技出版社，2001：513.
[2] 张志云，曾凡杞，李永双，等 . 妊娠梅毒 173 例临床分析 [J]. 中国医药指南，2012，10（12）：421-422.
[3] 曹缵孙，苟文丽 . 现代围产医学 [M]. 北京：人民卫生出版社，2000.
[4] 曹泽毅 . 中华妇产科学 [M]. 2 版 . 北京：人民卫生出版社，2005：660-717.
[5] 顾美皎 . 临床妇产科学 [M]. 北京：人民卫生出版社，2001：343-344.
[6] 于恩庶，邹康蔚，原寿基 . 艾滋病与性病学 [M]. 厦门：厦门大学出版社，1993：363.
[7] 张肖民，张荣娜，林淑钦，等. 妊娠梅毒 192 例临床分析 [J]. 中华妇产科杂志，2004，39（10）：682-686.
[8] 李伟，赵进，王兵. 广西 2001 年～ 2006 年梅毒流行病学分析 [J]. 中国皮肤性病学杂志，2007，21（11）：685-686.
[9] 李佳玟，李元成，王俐，等. 妊娠梅毒 85 例临床分析 [J]. 中国皮肤性病学杂志，2006，20（4）：226-228.
[10] 李真，卢创林，田丽闪，等 . 深圳市南山区 1994 ～ 2006 年梅毒流行病学分析 [J]. 中国皮肤性病学杂志，2008，24（5）：297-298.
[11] 杨振发，房思宁，蔡文德，等 . 男 – 男性接触者梅毒和 HIV 感染及性行为调查 [J]. 中国公共卫生，2003，19（11）：1292-1293.
[12] 张荣莲，陈烈平，陈起燕，等 . 339 例妊娠期梅毒母婴传播的干预研究 [J]. 中华流行病学杂志，2006，27（10）：901-904.
[13] 董悦 . 对围产期 TORCH 感染筛查的重新评价 [J]. 中华妇产科杂志，2004，39（11）：725-728.
[14] 沈汝棡，张玲美 . 妊娠梅毒和先天梅毒 [J]. 中国妇幼健康研究，2003，14（6）：351-354.